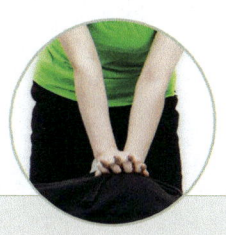

家庭急救知识图解

主编

彭 飞 席淑华 邵小平

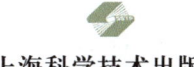

上海科学技术出版社

图书在版编目（CIP）数据

家庭急救知识图解 / 彭飞，席淑华，邵小平主编.
—上海：上海科学技术出版社，2020.1（2025.1 重印）
　ISBN 978-7-5478-4552-3
　Ⅰ.①家… Ⅱ.①彭… ②席… ③邵… Ⅲ.①急救—图解 Ⅳ.① R459.7-64
　中国版本图书馆 CIP 数据核字（2019）第 208171 号

家庭急救知识图解
主编　彭飞　席淑华　邵小平

上海世纪出版（集团）有限公司
上海科学技术出版社　　　出版、发行
（上海市闵行区号景路 159 弄 A 座 9F-10F　邮政编码 201101　www.sstp.cn）
苏州市古得堡数码印刷有限公司印刷
开本 889×1194　开本 1/32　印张 4.75
字数：200 千
2020 年 1 月第 1 版　2025 年 1 月第 5 次印刷
ISBN 978-7-5478-4552-3/R·1899
定价：58.00 元

本书如有缺页、错装或坏损等严重质量问题，请向承印厂联系调换

内容提要

  本书通过大量图片和精练的文字描述，介绍了人们在日常工作和生活中遇到突发急症时需要掌握的初级急救知识与处置方法。内容主要分为三大部分：第一部分介绍了家庭急救理念和原则、现场急救及家庭小药箱；第二部分详细阐述了各种急症的现场急救，包括窒息、失血性休克、心绞痛、心肌梗死、脑卒中等；第三部分是常见意外伤害、各种中毒的急救。全书图文并茂，便于广大读者阅读理解，从而掌握急救知识、技能。

编写团队

主　编

彭　飞　席淑华　邵小平

副主编

乔安花　俞荷花

编　者

(按姓氏笔画排序)

丁菊飞　卢春娟　冯　霞　吕　君　乔安花
吴　英　沈谢冬　陈静静　邵小平　俞荷花
袁　雁　席淑华　彭　飞　董　兰　蒋卓娟

前　言

　　家庭是社会最基本的细胞，是最重要、最核心的社会组织，也是人们最基本的精神家园。健康是家庭生活的根本，然而在日常生活中，意外伤害和疾病往往不请自来，如不及时救治或者操作不当，会对自身或者他人的身体造成伤害。如果懂得一些急救基本知识，当身边的人发生意外时，就能有条不紊、分秒必争地正确救治，从而减轻伤者的病痛，帮助挽回伤者生命。为此，编者执笔编写了《家庭急救知识图解》，分别从家庭急救理念与原则、各种急症的现场急救、常见意外伤害急救三方面进行解读，适用于所有家庭、消防机构、学校、机关、公司人员学习。本书内容丰富，在文字描述的同时附上大量相关图片，图文并茂，同时每项急救都附有简洁明了的流程图，便于广大读者理解、记忆和操作。希望这本书对提高读者的急救技能有一定的帮助，能给广大人民群众带来"急救福音"。

主编
2019 年 7 月

目 录

第一篇·概 述　　　001

家庭急救理念和原则·002
现场急救的步骤·004
如何正确拨打"120"·009
家庭必备急救小药箱·013

第二篇·家庭常见疾病急救　　　017

心搏骤停·018
窒　息·030
脑卒中·039
糖尿病急症·045
高血压急症·052
发　热·056
癫　痫·061
心绞痛·065
急腹症·069

失血性休克·073

煤气中毒·077

中　毒·080

中　暑·088

酒精中毒·092

第三篇·家庭常见意外急救　　095

头部"遇袭"·096

异物入眼·099

鼻出血·102

鱼刺卡嗓·105

指切伤·108

指甲挫伤·111

木刺伤·113

扭　伤·115

跌　倒·119

烧　伤·122

烫　伤·127

炸　伤·130

蛇咬伤·133

犬咬伤·137

触　电·140

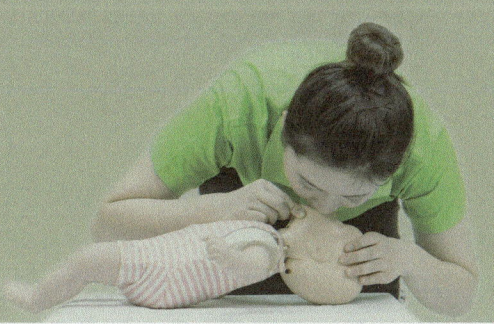

第一篇

概 述

家庭急救理念和原则

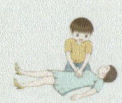

家庭是每个人温暖的港湾,健康是家庭生活的根本,家庭中一旦出现急危重症患者,如果身边的儿女、伴侣、朋友作为第一目击者,可以赶在医护人员到来之前为伤病员实施有效的初步紧急救护措施,就能帮助降低伤害、挽回生命。

家庭急救理念

1. **急救现场化** 现场救护的特点是立足于现场抢救,作为第一目击者,可以为伤病员实施有效的初步紧急救护措施,能在医院外环境下及时挽救生命,为自己和他人的生命健康与安全提供多一份保险。在这个"家庭"现场采取及时有效的急救措施和技术,最大限度地减少伤病员的疾苦,降低致残率,减少死亡率,为医院抢救争取时间、创造条件。

2. **急救信息化** 人们常说的"急救"通常称作救援医疗服务。救援医疗服务系统是具有受理应答呼救的专业通信指挥,承担院外救护的机构。为院外突发伤病的人进行现场急救之前,应用最快捷的通信方式拨打急救电话——120,建立快速的急救信息通道,启动救援医疗服务,并确保通信通畅。

3. **急救普及化** 随着社会经济发展、疾病谱变化和人口老龄化进程的加快,急救不再只是医护人员的专属职责,它也是广大人民群众应掌握的一项技能。俗话说得好:"救人一命,胜造七级浮屠。"急救不仅是高尚的行为美德,更是一门科学。认真学习和掌握急救知识及技能,才能真正做到救死扶伤。急救普及化已成为国家、城市文明程度的标志之一。让急救知识技能走进千家万户，让急救知识技能走进每个人的心里，让大家真正做到"人人会急救，急救救人人"，实现急救全民普及化。

家庭急救的原则

家庭急救的首要原则是先救后送，以赢得宝贵时间。一般的救治原则：一是及时，二是有效，三是准确。

1. **及时** 首先能判断出家庭成员出现危及生命的情况，需要第一时间进行就地抢救，先确保自己和伤员处于安全情况下实施抢救，充分利用现场的有限资源协助救护，及时联系"120"送医院。

2. **有效** 家庭成员出现异常情况时，第一目击者能准确、迅速判断伤情，以"先救后治"原则果断实施急救措施。

3. **准确** 能够及时了解伤员的症状、体征及诱因，准确地实施有效的急救，确保救援的安全有效，把风险降到最低。

现场急救的步骤

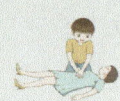

现场救护的原则

1. 先抢后救 使处于危险境地的伤病员尽快脱离险地，移至安全地带后再救治。

2. 先重后轻 对大出血、呼吸异常、脉搏细弱或心跳停止、神志不清的伤病员，应立即采取急救措施，挽救生命。昏迷伤病员应注意维持呼吸道通畅。伤口处理一般应先止血，后包扎，再固定，并尽快妥善地转送至医院。

3. 先救后送 现场所有的伤病员需经过急救处理后，方可转送至医院。

现场急救的步骤

遇到突发情况时，要严格按照现场急救的四大操作步骤一步一步进行现场急救，切忌手忙脚乱，盲目施救。

- **现场评估，判断伤情**

1. 现场环境评估 救援人员首先应评估现场环境，评估可能对救护人员、伤员形成危害的不安全因素，排除潜在的危险，防止继发伤亡发生。

2. 伤员伤情评估 一般通过 ABCDE 五个步骤完成：即气道、呼吸、循环、意识、暴露。

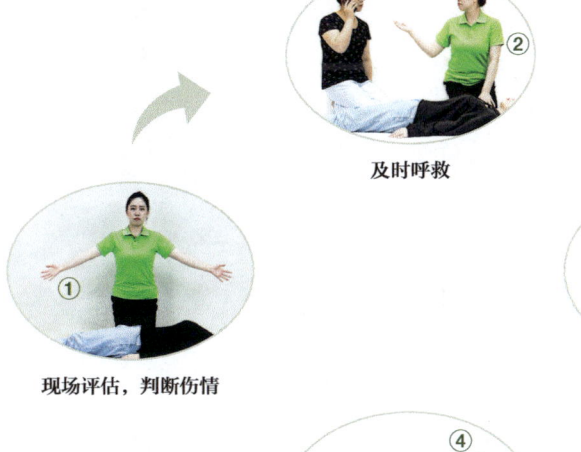

及时呼救

现场评估,判断伤情

现场急救(先救再治)

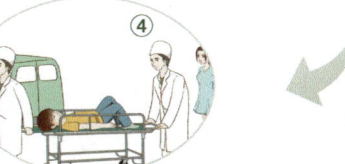

安全转移

(1) 气道 (airway):与伤员交流,如果伤员能清晰地表达,说明气道通畅;如果伤员意识不清,伴随着打鼾或打呼噜、喘鸣或呼吸异常、呼吸费力等表现,说明气道阻塞,多见于舌后坠。

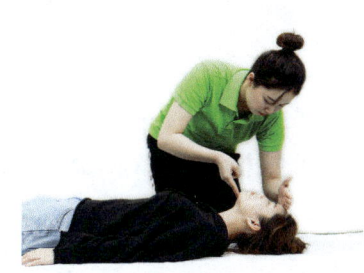

(2) 呼吸 (breathing):开放气道后,用耳贴近伤员口鼻,头部面向其胸部,眼观其胸廓有无起伏,耳听其呼吸道有无气流通过的声音,或面部感觉其呼吸道有无气体排出,时间不超过 10 秒。

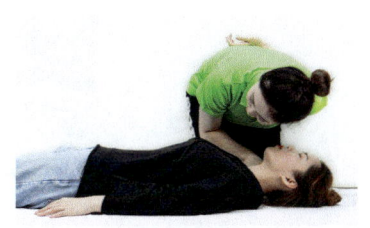

(3) 循环 (circulation)：判断动脉搏动情况，此项操作根据施救者自身急救能力进行，不做硬性要求。如伤员无呼吸、无大动脉搏动，应立即将伤员平卧于地面平坦处，即刻进行心肺复苏。同时可以通过检查伤员皮肤温度、甲床颜色及血管充盈情况等，判断心肺复苏是否成功。

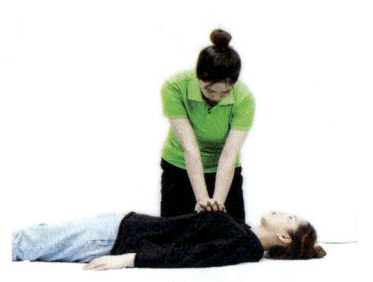

(4) 意识 (disability)：对无反应者，可轻摇其肩膀及在耳边大声呼唤，以判断其意识是否清楚。如有反应但不能说话、咳嗽、呻吟等，则应警惕可能存在呼吸道梗阻。

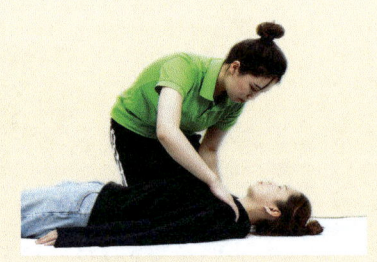

(5) 暴露 (exposure)：救援人员除了检查以上基本生命体征外，还需依次检查伤者的头部、胸腹、脊柱、骨盆、四肢。

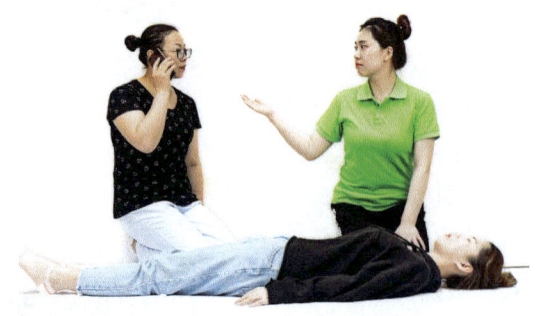

3. 现场急救评估流程

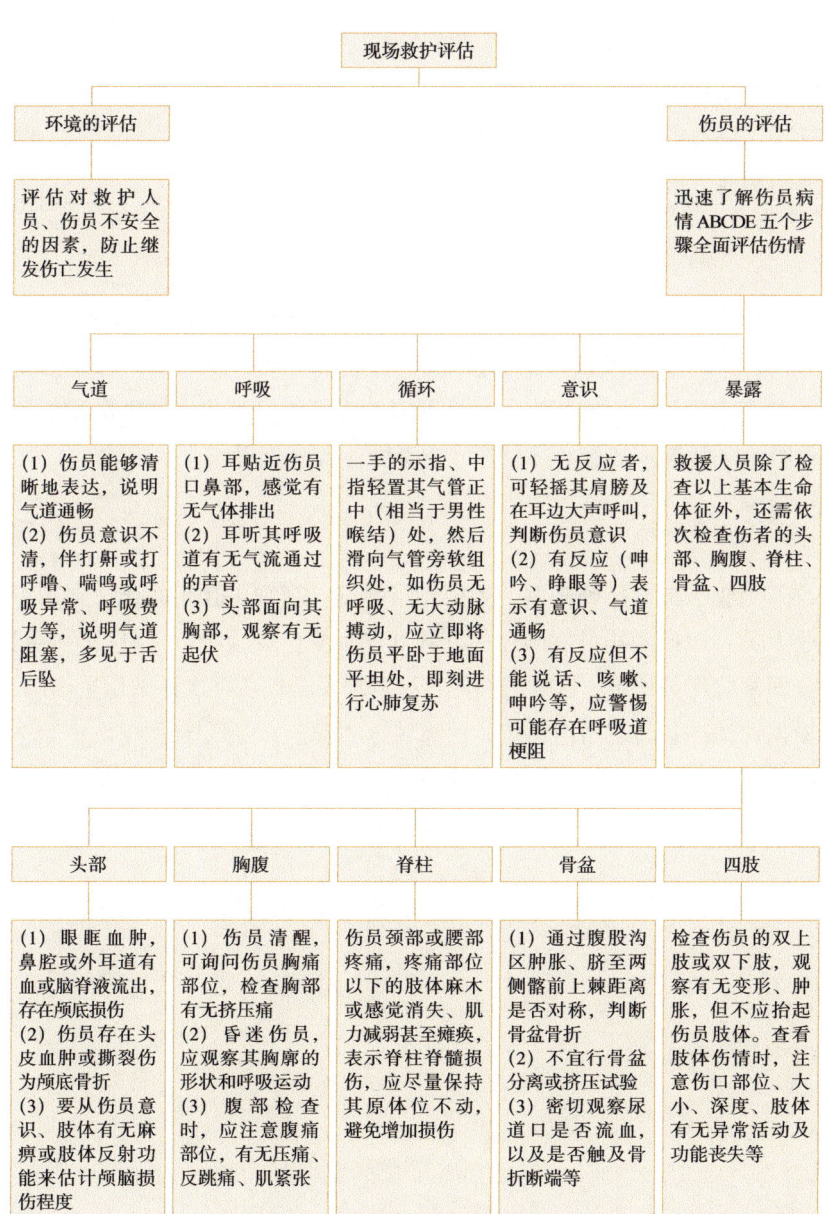

- 及时呼救（拨打"120"急救电话）

伤员除需要现场急救外，在急救之前立即拨打"120"急救电话，若因打急救电话延误急救实施，可立即大声呼救，寻求他人拨打"120"急救电话，寻求专业支援。如果是在无人情况下，可使用手机免提功能，边进行现场急救边打急救电话。

- 现场急救（先救后治原则）

在为伤员进行心肺复苏时，最好有1~2人交替进行，派人就近取自动体外心脏除颤仪（AED），如伤员经过急救得到缓解，可将伤员置于复苏体位，严密观察伤员情况直至专业人员到来；如果伤员予急救措施未缓解，持续心肺复苏，直至专业人员到来。

- 安全转移

专业医护人员到来后，要把伤员详细、客观、真实的伤情告知专业人员，包括对伤员实施过的急救处置，便于专业医护人员第一时间全面掌握伤员病情，这样能够使转移增加安全性。再次评估伤员伤情，根据评估准备转运所需物资，保障转运的安全，降低转运风险。

如何正确拨打"120"

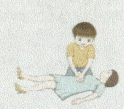

随着社会的高速发展,"120"急救指挥中心机制也日趋完善,"120"急救指挥中心是院前急救的重要平台,是加强院前急救医疗工作、保障人民身体健康、降低社会残障人员比例的重要手段,是城市经济社会发展和综合服务能力的重要标志。一旦发生意外伤害事故,可以第一时间呼叫"120"急救,为患者赢得最宝贵的抢救时间。所以,能否科学拨打"120"显得尤为重要。

哪些情况下可以拨打"120"

不是说患病就可以拨打"120","120"负责处理市民日常急救和大型突发事件、事故的紧急救援,市民遇到危及生命的疾病、创伤、中毒急需抢救时,可拨打"120"急救电话,一般疾病,如感冒、腹泻,需患者自行到医院就诊。

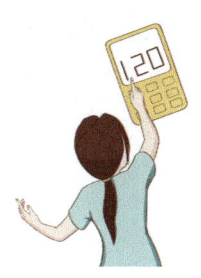

如何正确拨打"120"

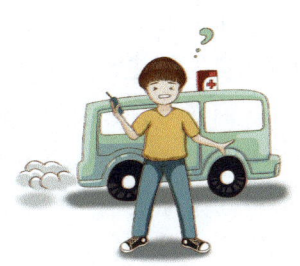

1. **稳定情绪** 当患者需要紧急救治时,在任何电话上均可免费拨打急救电话"120"。在拨打"120"的危急关头,慌张、恐惧在所难免,但应尽量保持镇静,讲话清晰、简练,以确保接线员能听清。

2. 讲清楚具体病情

（1）简要描述病情，告知接线员患者最典型的发病表现，目前最危急的状况，既往病史以及患者的姓名、性别、年龄等信息，给患者服用了什么药等，而不要因怕如实介绍病情不派救护车而将病情故意夸大，这会加重"120"用户的负担，也有可能会影响到其他急危重症患者的抢救。

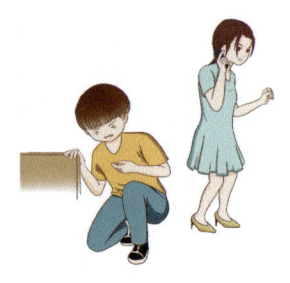

（2）若是外伤，讲清受伤时间、受伤原因、受伤部位及症状表现（如10分钟前车祸导致患者头部出血）。

（3）若非外伤，哪个部位、如何不舒服、持续时间（如胸口痛10分钟）。

（4）不论是否有外伤，只要周围的情况不会对患者造成伤害，都尽可能地不要随意移动患者，以免造成患者进一步损伤。

（5）意外灾害事故、突发事件造成成批伤员时，要说明灾害性质，如中毒、车祸、溺水、触电等，还有受伤人数、候车地点及呼救人的姓名、身份。

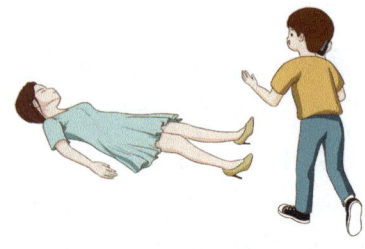

3. 讲清楚具体地点 清楚地说明患者发病现场的详细地址，包括街道、小区及门牌号。最好说明周围的标志性建筑，如加油站、地铁、商场等，有助于急救车快速找到指定地点，从而最大限度地争得抢救的时间。

4.保持电话通畅　拨打完"120"后,留下准确的电话号码和移动电话号码,以便急救中心的调度人员和患者随时联系。"120"救护车到来之前,患者和家属应该保证拨打"120"的电话畅通。因为在救护车到达之前,出诊医师需要随时与患者家里保持联系以了解患者病情,所以电话不能占线。

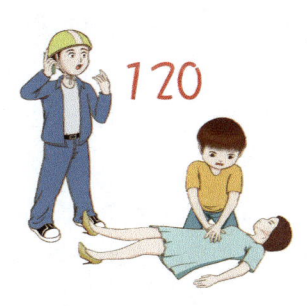

5.留人引导救护车　为缩短时间,派出一两个人在路口或者电话里提到的地标处去等急救车,等急救车一到,积极引导急救车到现场,缩短急救车到处找的时间。但此时不要随意搬动重症患者,不要把患者提前搀扶或抬出来。

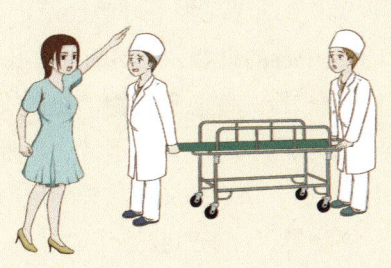

6.疏通患者搬运的通道　把患者身边一切可能影响急救操作的物品全部搬离,为患者留出畅通无阻的生命通道。

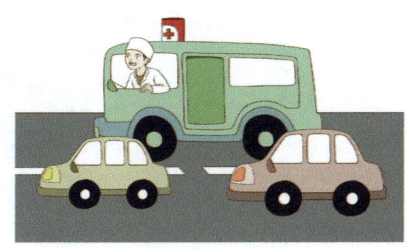

7. 适时询问急救车位置　只要被接线员接到并确认后的"120"急救呼叫，急救中心都会派出急救车赶赴现场，一般时间为20分钟，但由于在行驶过程中会出现各种状况，仍然有急救车未及时赶至现场，这时，救护者要再次打电话确认急救车位置，以便采取相应护理措施。

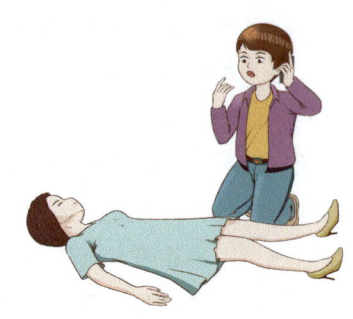

8. 掌握一定的急救常识　打了急救电话后，坐等救护车是最不可取的，现场急救很重要。第一时间的救治切忌惊慌失措。遇到危重患者，先看患者的心跳、瞳孔和神志情况如何。如果心跳、呼吸已停止，则应马上做胸外心脏按压。对于经口摄入中毒的患者，要不断地催吐；对于心脏病患者，在救护车到达之前，要口服一些急救药物，如速效救心丸或复方丹参滴丸等治疗此类疾病的药物；对于意识不清、口眼歪斜的脑卒中患者，要注意保持呼吸道畅通，如取掉义齿、头部偏向一侧、用干净的布或棉签清除口腔分泌物等；对于四肢受伤的患者，如果骨头没有外露，要用布简易固定；对于脊椎受伤的患者，家属不要随意搬动。

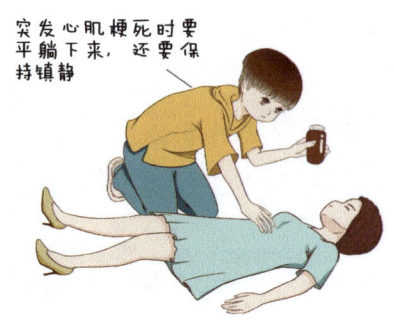

突发心肌梗死时要平躺下来，还要保持镇静

家庭必备急救小药箱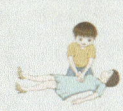

近年来,我国患心脏病、高血压、关节炎、糖尿病等慢性病的人数屡创新高。此外,家庭中也总会有意外事件发生。这些都对家庭急救能力提出了严峻的考验,所以,人们有必要针对这些常见病症的特点以及家庭成员的身体状况,储备一些日常必备的急救药品和工具,建立起家庭急救的常用"小药箱"以防患于未然。可是如何合理配置"小药箱",并不是人人都知晓的,那么现在就向大家介绍如何做好家庭小药箱的管理。

- 家庭小药箱的选择

选择一款质量好、布局合理的家庭药箱很重要。最好选用没有异味、设有分层或分格小抽屉的塑料或木制箱,以便将药品分门别类放置。不建议使用纸质药箱,容易吸潮,易造成药物潮解或氧化。

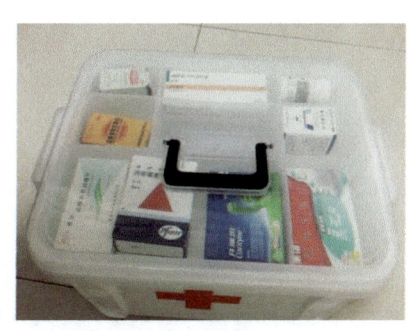

- 家庭备药原则

药品是一种特殊商品,它在治疗疾病的同时,对人体或多或少有一些负面影响。如果用药方法不当甚或错误用药,则会给患者带来更大的痛苦,甚至造成永远无法弥补的伤害。家庭常用药品是为了使一些小的疾病能得到及时治疗、尽早控制,或至少能在去医院前做些临时处理。但要注意，对自己不能确诊或症状较重、变化较大的疾病，不能擅自用药。

1. 根据家庭成员的年龄、健康状况来准备

（1）家有儿童：要备一些退热、止咳、止泻药。

（2）家有老人：应准备急救药盒，如硝酸甘油、速效救心丸等药品。

（3）哮喘患者：要配备化痰药、平喘药。

（4）高血压患者：要配备降压药。

2. 根据季节增添常备药品

（1）春季：抗过敏药，如氯雷他定片、马来酸氯苯那敏片（扑尔敏片）等。

（2）夏季：防暑降温及防蚊虫叮咬药，如藿香正气水、仁丹、清凉油、风油精等。

（3）秋季：止泻药，如盐酸小檗碱、蒙脱石散等。

（4）冬季：治疗感冒、哮喘、胃病、冻疮等的药物。

3. 选择疗效稳定、用法简单的药物　尽量选择口服药、外用药，少选或不选注射药物。

4. 选择常见病、多发病用药　家庭备药一般只是作为应急或方便用药，难以面面俱到。

- 家庭小药箱常备药品

1. 外用类　包括小剪刀、镊子、创可贴、无菌纱布、绷带，创可贴用于小创面伤口止血，伤口较大则应用纱布、绷带包扎。此外，乙醇、安尔碘、百多邦、烫伤膏、云南白药喷雾剂等用于处理外伤。但要注意，一旦伤口流血不止或出现感染，应及时就医。

2. 一般配备的药品

（1）常用抗感冒药：如感冒清热颗粒、美息伪麻片、复方盐酸伪麻黄碱缓释胶囊、酚麻美敏颗粒、氨酚伪麻美芬片（日片）/氨麻美敏片Ⅱ（夜片）等。

(2) 镇痛药：如阿司匹林、布洛芬缓释胶囊、复方对乙酰氨基酚片（Ⅱ）、扶他林等，可缓解头痛、关节痛、腰痛、肌肉痛等症状。

(3) 常用止咳、化痰药：西瓜霜含片、复方甘草片、急支糖浆、盐酸氨溴索片等。

(4) 常用平喘药：爱全乐气雾剂。

(5) 止吐药：如甲氧氯普胺片。

(6) 通便药：如开塞露、果导片。

(7) 止泻药：如小檗碱片、蒙脱石散、盐酸洛哌丁胺胶囊。

(8) 助消化药：如多潘立酮片、健胃消食片。

3. **特殊疾病用药**　特别提醒：高血压、糖尿病、高脂血症、心脏病、哮喘等慢性病用药应单独保存。

- **家庭小药箱常备仪器**

精密的医疗器材一般家庭当然不需要准备，通常也用不到，但是有些小设备非常便宜，而且使用的频率相当高，应该考虑购置。

1. **体温计**　作为家庭药箱必备物品。

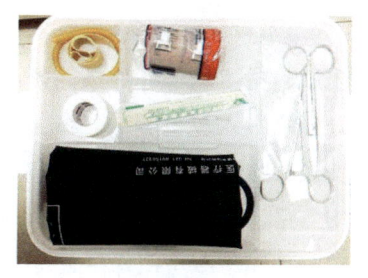

2. **血压计、血糖仪**　当有头晕、胸闷等不舒服的症状时，最好能及时测量一下。对于有家族遗传高血压、糖尿病的家庭，最好经常进行测量，以便更早地发现异常。

3. **氧气袋**　心脏病患者或肺功能不好的患者，建议备一个。但要注意，氧气袋只能解决"一时之需"，而且要合理放置，一旦症状缓解，必

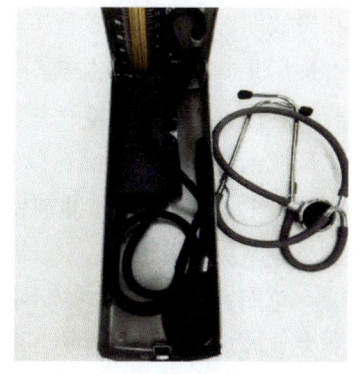

须要到医院就诊。

- 家庭小药箱注意事项

1. **位置合适** 要把药箱放在方便拿到的地方，一旦出现问题，可第一时间起到应急和帮助的作用。

2. **合理配置药品** 家庭急救箱的配置应根据家庭成员的健康状况而定。将药品和保健品分开放置。在储备药品时，一定要适量，不要贪多，尤其是一些储存要求较严格的药品，最好在需要时再购买。例如，最常使用的解热类的药品，最好配置大人用和小孩用的两种。

3. **合理配备小药箱** 在配置小药箱时，一定要注意内服药和外用药不要混在一起存放；风油精等气味大、易串味的要单独存放；掉在药箱内的零散药，辨识不清时切勿拿起来再用；药箱要放在固定的地方，以防小孩动用。

4. **合理贮存，妥善保管** 药物常因光、热、水分、空气、酸、碱、温度、微生物等外界条件影响而变质失效。因此，家庭保存的药物最好分别装入棕色瓶内，将盖拧紧，放置于避光、干燥、阴凉处，以防变质失效。内服药和外用药不要混在一起，要分开存放，以免误拿误用。部分易受温度影响的药品，如胎盘球蛋白、利福平眼药水等，可放入冰箱冷藏室内保存；而乙醇、碘酒等制剂，则应密闭保存。

5. **定期检查** 定期检查有没有过期的药品。药品均有有效使用期和失效期，过了有效期便不能再使用，否则会影响疗效，甚至会带来不良后果。散装药应按类分开，并贴上醒目的标签，写明存放日期、药物名称、用法、用量、失效期，对已没有外包装且不知该药品用法、用量或治疗作用的药品，以及虽然在有效期内，但质量已出现问题的（如片剂变色、霉变、冲剂发黏结块、胶囊剂明显软化、破裂等）药品，应坚决予以清除。

总而言之，家庭急救小药箱应该是每个家庭必备的急救工具，当突发意外事件时，能在第一时间进行处置，挽救生命。

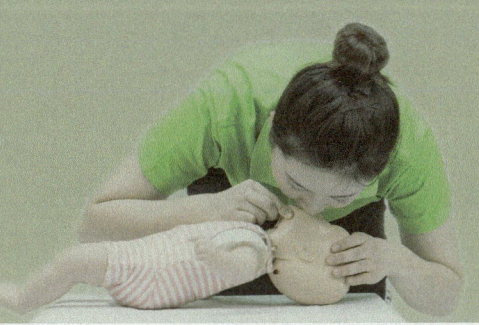

第二篇
家庭常见疾病急救

心搏骤停

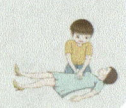

大家都听过不少关于学校体育课上学生长跑猝死、马拉松比赛中选手倒地不起的事件。在进行剧烈运动时,某些存在基础疾病的人随时随地会出现心搏骤停,许多生命因此陨落,实在令人扼腕。急救的黄金时间只有4~6分钟。4分钟后脑细胞开始死亡,6分钟后脑细胞大量死亡,即使抢救成功,患者也会变成植物人。而绝大多数救护车都无法在患者突发急病后的4~6分钟内赶到现场。如果现场有人能够在第一时间进行施救,就有可能挽回患者的生命。掌握心肺复苏技术,可帮助人们做到自救互救,提高生命存活率。

心搏骤停的原因

1. 心源性心搏骤停　冠心病、心肌炎、心肌病、心脏瓣膜病、高血压心脏病、先天性心脏病、遗传性 QT 间期延长等。

2. 非心源性心搏骤停　药物中毒、过敏、触电、雷电击伤、溺水、惊吓等。

心搏骤停的判断标准

(1) 突然跌倒在地,意识丧失。

(2) 颈动脉、股动脉等大动脉搏动消失,心音消失。

(3) 叹息样呼吸或呼吸停止。

(4) 瞳孔散大,对光反射减弱甚至消失(前三项满足时,第四项并非必备条件)。

急救措施——心肺复苏术

• **成人单人徒手心肺复苏术（参见第一篇的图）**

1. **现场环境评估**　为了保护救援者与伤员及周围人群的安全，要确保现场环境安全，防止二次损伤的发生，同时将伤员置于复苏体位。

2. **判断意识**　轻摇伤员肩膀，同时高声呼喊："喂！你怎么啦？"观察伤员应答反应。

3. **紧急呼救——拨打"120"急救电话**　急救的第一步即通知"120"，应冷静地进行现场指挥，请旁人协助。拨打"120"时，注意说明地点、伤情、人数、姓名及所需支援事宜等。

4. **判断动脉搏动与呼吸**　一手的示指、中指轻置伤员的气管正中（相当于男性喉结）处，然后滑向气管旁软组织处（非医务人员可不需要判断脉搏），同时用耳贴近伤员口鼻，头部面向其胸部，眼观胸廓有无起伏，耳听呼吸道有无气流通过声，或面部感觉呼吸道有无气体排出，时间不超过10秒。如伤员无呼吸、无大动脉搏动，立即行心肺复苏术。

5. **胸外心脏按压**

（1）准确定位，按压胸骨中下1/3交界处，即两乳头连线的中点。

（2）按压深度至少5 cm，避免超过6 cm。

（3）按压频率为100~120次/分。

（4）手掌根部不能离开胸壁，放松时确保患者胸廓充分回弹。

（5）按压通气比例为30∶2。

6. **开放气道**　在做此项操作前，先进行口鼻腔的分泌物清除，防止分泌物随着开放气道进入气道，加重气道梗阻的发生。目前开放气道的两种方法如下。

（1）仰头举颏法：一手置于患

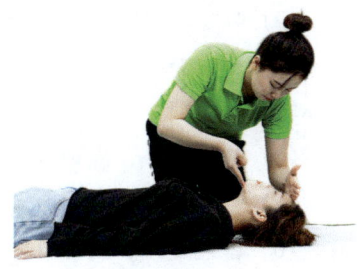

者前额，向后加压使头后仰，另一手的示指、中指置于患者颌部并上抬。此方法最常用。

（2）双手举颌法：位于患者头部前方，双手示指、中指和环指放在患者下颌角处，用力向前上方抬起下颌。颈部损伤患者可用此法。

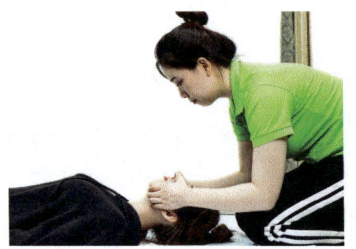

7. 人工呼吸

（1）口对口呼吸是为伤员提供氧气最快、最有效的急救方法，救援者一手放在伤员前额，用拇指和示指捏住伤员鼻翼，另一手使其嘴巴张开。

（2）救援者深吸一口气，然后用自己的嘴巴将伤员嘴巴全部包裹住，避免漏气，向伤员嘴内吹气，使其胸部鼓起，吹气时间维持在1~2秒。

（3）吹气结束后，立即松开伤员鼻翼，待伤员胸部回落，形成有效的人工呼吸。

8. 判断复苏效果

（1）扪及大动脉搏动。

（2）收缩压维持在 60 mmHg 以上。

（3）末梢循环改善，口唇、颜面、皮肤、指端由苍白发绀转红润，肢体转温。

（4）瞳孔缩小，出现对光反射。

（5）自主呼吸恢复。

（6）昏迷变浅，出现反射、挣扎或躁动。

- **1~8 岁儿童心肺复苏术**

1~8 岁儿童实施的心肺复苏术与成人的流程相似,区别和要点如下。

(1) 先进行 2 分钟胸外心脏按压,再拨打"120"急救电话。如果现场只有一个施救者,首先要对儿童进行 2 分钟的徒手心肺复苏术,再拨打"120"急救电话;如现场有 2 人或以上,操作方法与成人完全相同。

(2) 单掌按压法,非成人双手交叠按压法。

(3) 按压深度至少是儿童身体厚度的 1/3。

(4) 胸外按压与人工呼吸比例为双人 15∶2,单人 30∶2。

- **成人及 1~8 岁儿童心肺复苏术急救流程**

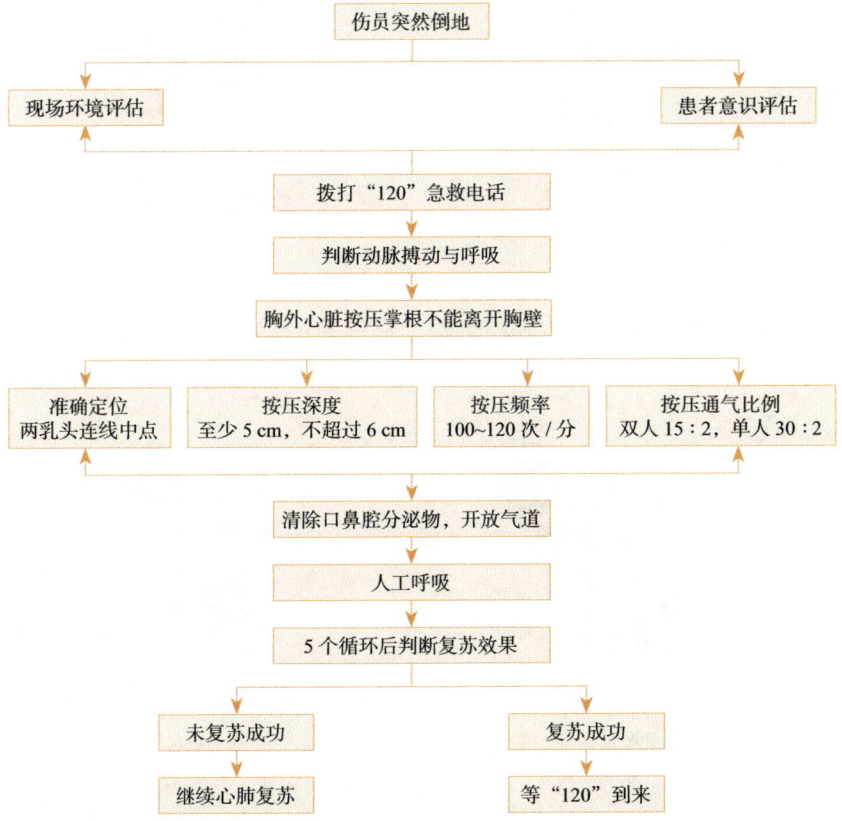

- **婴儿的心肺复苏术**

1.现场安全评估　确保急救现场环境安全，必要时先将婴儿移至安全地带。

2.判断婴儿意识

（1）用一根手指对婴儿的足心进行适当的刺激，或用手掌心拍击婴儿的足底，同时呼唤名字，观察婴儿的反应。

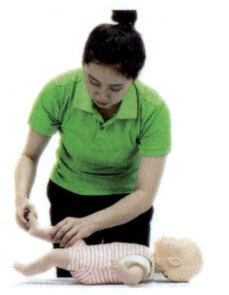　　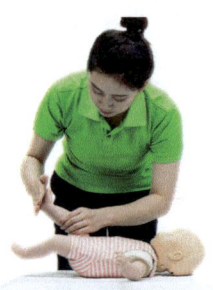

手指刺激足心　　　　　　　　　　手掌心拍击婴儿足底

（2）如果婴儿没有任何反应，掐按人中或合谷穴，判断其意识状态。

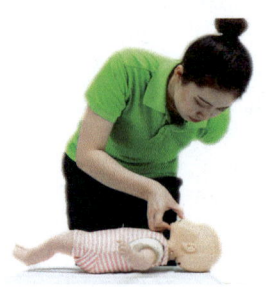　　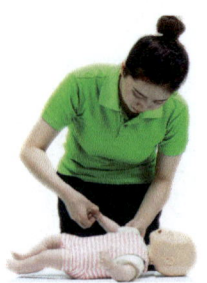

按人中　　　　　　　　　　　　按合谷穴

3. 先按压2分钟，再拨打"120"急救电话　如果现场只有一个施救者，首先要对婴儿进行2分钟的徒手心肺复苏术，再拨打"120"急救电话；如现场有2人或以上，操作方法与成人相同。

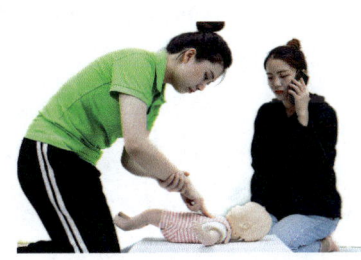

4. 复苏体位　将婴儿仰卧在较硬的平面上，若没有合适地方，也可抱着婴儿。

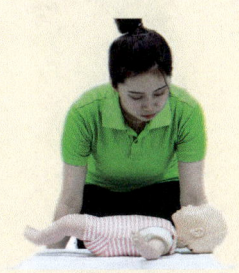

5. 判断动脉搏动　为婴儿检查时，触摸婴儿肱动脉搏动，将2或3根手指置于婴儿上臂内侧，肘和肩膀之间，尝试感触搏动，时间不少于5秒，也不能超过10秒，如果在10秒内没有明显触及搏动，立即进行胸外心脏按压。

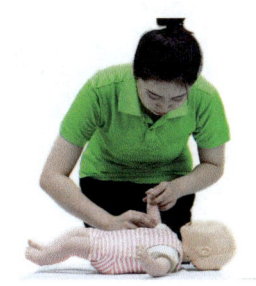

6. 胸外心脏按压——双指按压法

（1）按压部位在两乳头连线的中点下一横指处，并确保没有按压到婴儿肋骨。

（2）将一只手的示指和中指并拢，指尖垂直向下按压婴儿的胸骨。

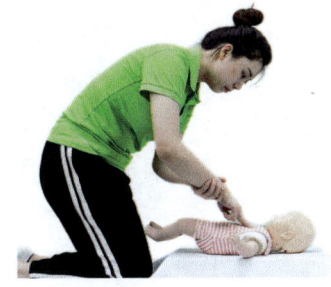

(3) 按压到婴儿胸部下陷 1/3（约 4 cm），每次按压结束后，确保胸壁完全回弹。

(4) 按压频率在每分钟 100~120 次。

(5) 单人按压与通气比例为 30∶2；双人按压与通气比例为 15∶2。

7. 开放气道

(1) 清除婴儿口鼻腔可见的阻塞物，用手指小心地勾出。

(2) 将一只手放在婴儿的前额，另一只手的一根手指拖住婴儿下颌，使头部轻微后仰，下颌角和耳垂的连线与婴儿仰卧位的平面呈 30° 角即可。

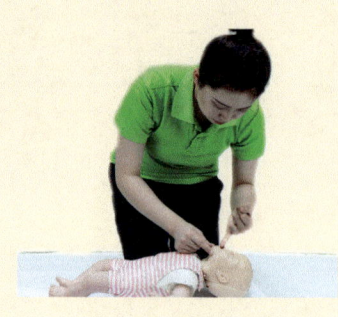

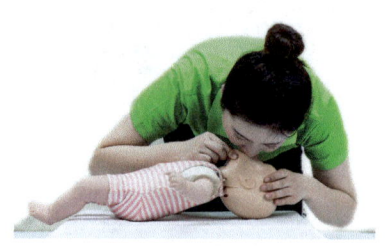

8. 口对口人工呼吸

(1) 施救者正常吸一口气后将嘴唇罩住婴儿的口鼻，确保密闭性，在 1 秒内将气体平稳吹进婴儿口鼻内，胸廓鼓起表示吹气有效。

(2) 施救者的嘴唇离开婴儿，观察婴儿胸廓是否下降。如果吹气时胸廓鼓起，吹气结束后胸廓下降，表明一次人工呼吸有效。

9. 判断复苏效果

(1) 扪及大动脉搏动。

(2) 末梢循环改善，口唇、颜面、皮肤、指端由苍白发绀转红润，肢体转温。

(3) 瞳孔缩小，出现对光反射。

(4) 自主呼吸恢复。

(5) 昏迷变浅，出现反射、挣扎或躁动。

10. 婴儿心肺复苏术急救流程

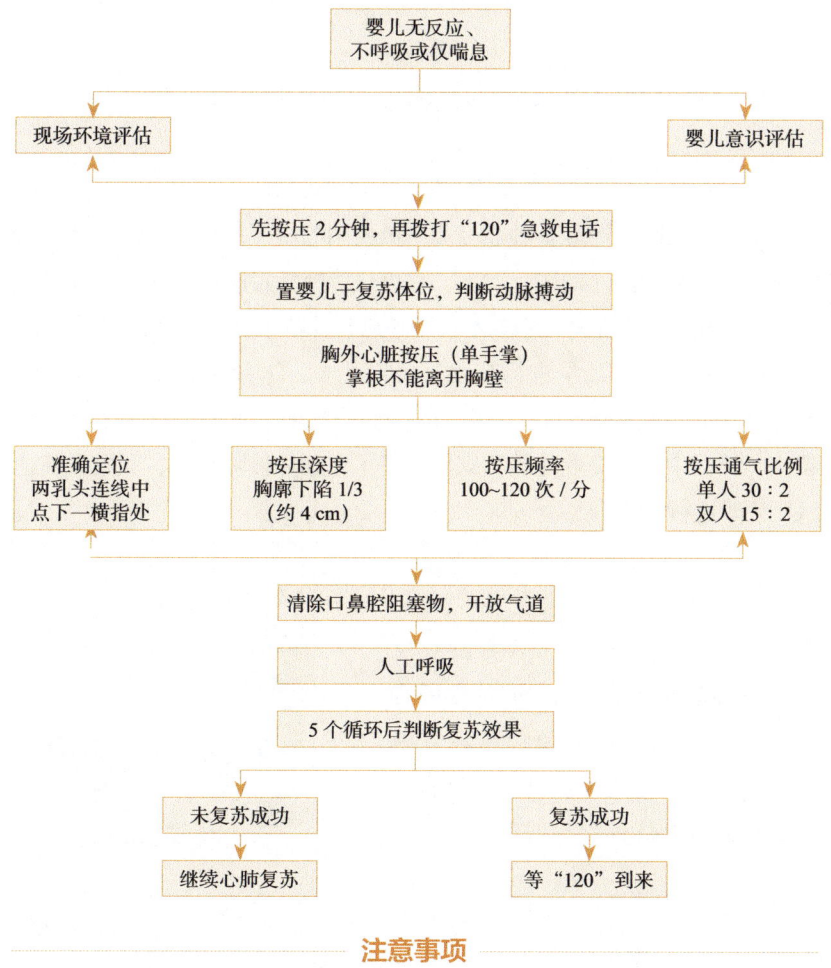

注意事项

（1）判断伤员意识时切勿剧烈晃动，以免对伤员造成二次伤害。

（2）在无人情况下，可使用手机免提功能，边进行现场急救边打急救电话。

（3）判断动脉搏动与呼吸的时间不少于 5 秒，确保判断有效性。

（4）为保证按压的连续性，除非建立人工气道或除颤，中断按压时间不得超过 10 秒钟。

（5）应每 2 分钟或每 5 个周期更换心肺复苏按压者（每个周期心肺复苏包括30次按压和2次人工呼吸），施救者应在5秒钟内完成转换。

（6）吹气时注意伤员胸部起伏情况，确保吹气的有效性。

- **自动体外除颤器的使用方法**

自动体外除颤器是一种非专业人员使用的用于抢救心源性猝死患者的便携式、易于操作的医疗设备。它可以诊断特定的心律失常，并且给予电击除颤。自动体外除颤器不仅是种急救设备，更是一种急救新观念，一种由现场目击者最早进行有效急救的观念。自动体外除颤器在欧洲、北美、日本、新加坡早已家喻户晓，一些公共场所如学校、旅馆、饭店、超市、社区中心、商业建筑和家庭装备了自动体外除颤器，我国大陆地区正逐步进行推广普及。

1. 自动体外除颤器操作步骤

（1）保持镇静，检查患者反应：大声呼叫患者，查看患者有没有反应；急性心搏骤停的指征为意识丧失、呼之不应、触摸颈动脉没有搏动，观察不到呼吸即启动应急反应系统并获取自动体外除颤器。

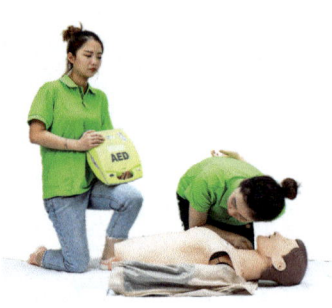

（2）充分暴露除颤部位，立即实施心肺复苏，打开自动体外除颤器。

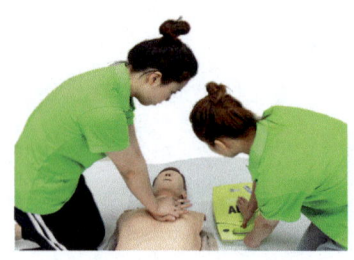

(3) 语音提示"安放电极片",充分暴露除颤部位,如胸毛过多,剃除电极片粘贴位置的胸毛,用湿巾清洁皮肤再擦干皮肤。电极片放置位置:一张贴于伤员右胸上部,另一张贴于伤员左侧腋窝下。

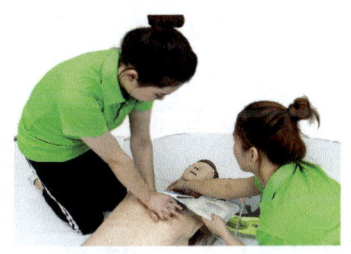

(4) 语音提示"不要触摸患者,正在进行分析"。确保没有任何人接触患者身体,停止人工急救,仪器自动分析患者心律。

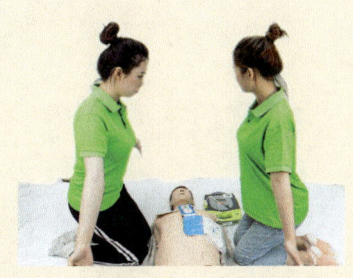

(5) 语音提示"建议电击除颤,不要触摸患者,按除颤键",操作者应口头警告任何人不能接触患者,环视确认没有人接触患者。

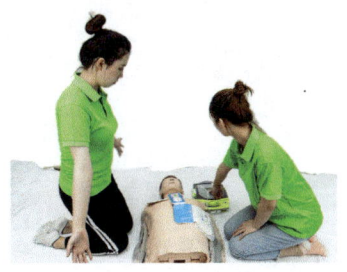

(6) 当自动充电结束,SHOCK(电击)键连续闪烁,同时语音提示"可电击心律,请电击"。再次确认没有任何人触碰患者,大声喊"所有人都离开",按下"SHOCK"键,等待电击。

(7) 语音提示"已经电击,开始心肺复苏",30次胸外按压,2次人

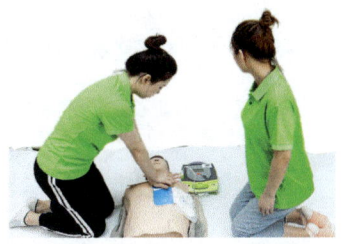

工呼吸，做2分钟，大约5个循环。

（8）语音提示"停止心肺复苏"，2分钟心肺复苏后机器再次分析患者心律，按照机器提示进行下一步操作。

（9）安置患者，将自动体外除颤器整理干净，更换新的电击片，以备下次使用。

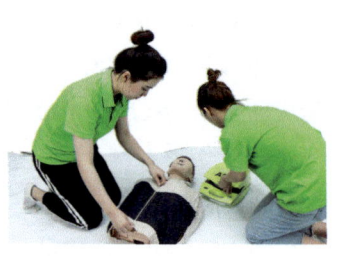

2. 自动体外除颤器操作流程

检查反应和呼吸（伤员无反应且无呼吸或仅喘息）
第一名施救者在患者身边，第二名施救者启动应急反应系统并获取自动体外除颤器

↓

检查搏动与呼吸（无搏动、无呼吸）
第一名施救者充分暴露胸部，去除金属物品，进行心肺复苏

↓

使用自动体外除颤器
自动体外除颤器通常置于与心肺复苏实施者的对侧

↓

打开自动体外除颤器
启动自动体外除颤器，机器自动完成自检

↓

将自动体外除颤器贴于除颤部位
一张贴于伤员右胸上部，另一张贴于伤员左侧腋窝下

↓

"离开患者，分析心律"
任何人不能接触患者，防止干扰仪器判断

↓

"建议电击除颤，不要触摸患者，按除颤键"
"SHOCK（电击）"键连续闪烁，同时语音提示"可电击心律，请电击"。再次确认没有任何人触碰伤员，大声喊"所有人都离开"，按下"SHOCK"键，等待电击

↓

"已经电击，开始心肺复苏"
30次胸外按压、2次人工呼吸，做2分钟，大约5个循环

↓

语音提示"停止心肺复苏"
2分钟心肺复苏后机器再次分析患者心律，按照机器提示进行下一步操作

↓

安置患者，将自动体外除颤器整理干净，更换新的电击片，以备下次使用

3. 自动体外除颤器使用注意事项

（1）如果施救对象是掉水者，或者胸口有水、汗，必须先擦干皮肤、再贴电片，以免电击时，电流直接通过皮肤表面的水渍，而无法电击到心脏。

（2）电极片必须直接贴在皮肤上，贴身衣物、束缚带、膏药等全部都要去除，更不能有金属物品，如胸罩内的金属托。如果胸毛过多，使电击无法粘贴到皮肤上，应该立即剃去胸毛。

（3）确保仪器分析心律、充电、电击过程中没有人接触患者，否则会干扰仪器的正常工作，还有被电击的危险。

（4）如果误将两张电极片的位置贴颠倒了，问题并不大，此时不要试图更换，以免浪费时间，可继续进行下一步操作。

（5）如果患者已经恢复心跳，可将其摆放成稳定侧卧位，但不要关掉自动体外除颤器或拿开电极片，等待医护人员前来处理。

（6）如果患者在电击后仍未恢复知觉，需要立即继续徒手心肺复苏，这时必须断开自动体外除颤器的电流再进行操作。

（7）对于带有心脏起搏器或有埋藏式心律转复除颤仪的患者，使用自动体外除颤器时，需要仔细观察或触摸患者皮肤下的装置，在贴电极片时不要覆盖在装置上即可。

窒 息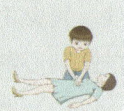

窒息是指人体的呼吸过程受阻所产生的全身多器官组织缺氧、二氧化碳潴留而引起组织代谢障碍、功能紊乱和形态结构损伤的病理状态，是急危重症。日常生活中，常见的窒息因素有异物梗阻、煤气中毒、溺水等。不同原因所致窒息的临床表现及急救方法大体相似，现实生活中以异物梗阻性窒息多见，在此主要介绍异物梗阻性窒息的家庭急救方法。

异物梗阻性窒息

● 常见症状

异物梗阻性窒息最先出现的症状是咳嗽，常常咳得很严重，以致不能呼救。患者可能在喉咙附近紧握双手、发出尖锐或喘气声，并可出现发绀、全身抽搐或昏厥。异物梗阻一般包括气道不完全梗阻、气道完全梗阻两个阶段。

气道不完全梗阻时，伤员意识存在，但也有轻重之分。轻者有呼吸，但呼吸存在困难，此时可见伤员剧烈咳嗽、呼吸困难、面色青紫。重者无呼吸但意识仍存在，因极度不适，常常见伤员一手呈"V"字状，紧贴颈前喉部。

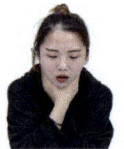
伤者剧烈咳嗽，呼吸困难

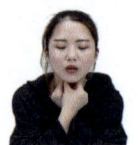
伤者无呼吸有意识，"V"形手势

气道完全梗阻时,伤员面色灰暗,不能说话、咳嗽及呼吸,可出现发绀、全身抽搐或昏厥在地,最后窒息,呼吸停止,意识丧失。

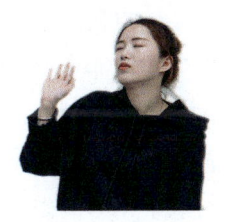

成人异物梗阻性窒息的家庭急救

● 成人气道不完全梗阻急救法

1. **伤员有呼吸** 伤员有呼吸,但存在困难,此时呛咳明显,食物经口腔喷射而出。方法:鼓励伤员咳嗽,不采取其他措施。

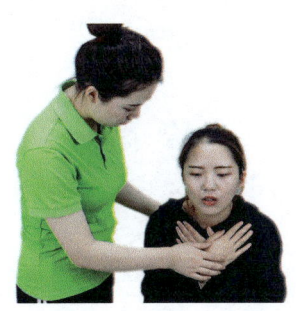

2. **伤员无呼吸** 伤员无呼吸,但存在意识,此时可见伤员一手呈"V"字状,紧贴颈前喉部。

(1) 询问伤员是否需要帮助。

(2) 背部击打:施救者用一只手托起伤员上半身,使之身体前倾,在其肩胛骨之间击打5次。

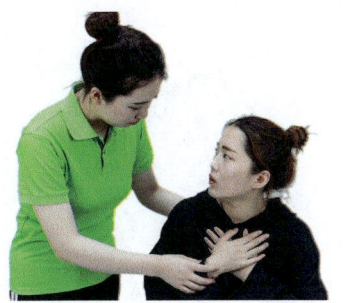
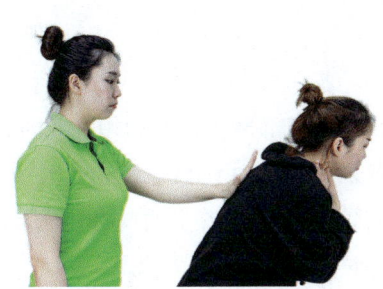

（3）立位腹部冲击（"海姆利克"手法）：如果患者存在意识，可以采用立位腹部冲击法。施救者可贴近伤者背后，手臂环抱在患者的腹部。施救者一手握拳，拇指握于拳内，且拳头拇指侧朝向里。然后将拳头置于患者胸骨和脐之间并朝向患者。另一手牢牢地放在拳的上面。然后双手用力向内、向上推，连续做5次。运用"海姆利克"手法进行腹部冲击的步骤简化为：定点位、定手法、定腹部冲击方向。一套动作意义在于造成人工咳嗽，去除异物，每次冲击应是独立、有力的动作，注意施力方向，防止胸部和腹内脏器损伤。

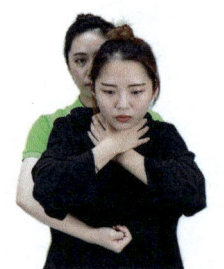

定点位

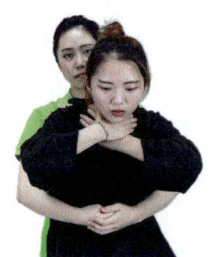

定手法

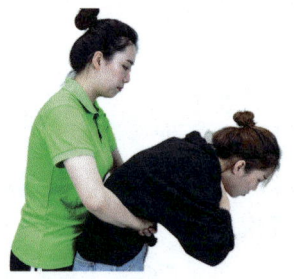

定腹部冲击方向

若伤员为肥胖者或妊娠后期妇女，腹部冲击法不适用。此时，应采用胸部冲击法，冲击部位在胸骨中部，冲击手法与冲击方向同腹部冲击法。

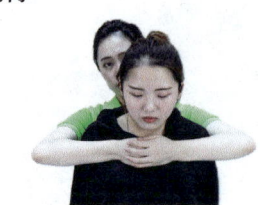

胸部冲击法

（4）循环背部击打＋腹（胸）部冲击：击打背部5次与腹（胸）部冲击5次为一个循环，反复操作至异物排出。如患者失去知觉，应停止操作，按气道完全梗阻急救法处理。

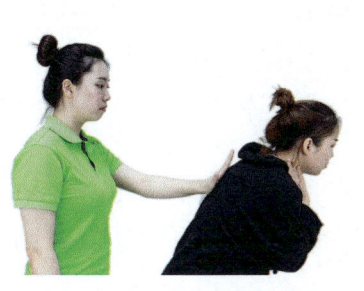
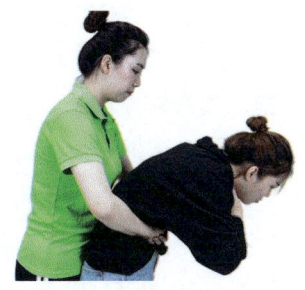

循环背部拍打与腹（胸）部冲击（5次为一个循环）

- 成人气道完全梗阻急救法

患者无呼吸无意识，患者昏倒在地，提示气道完全梗阻。
（1）一人拨打急救电话"120"，另一人积极施救。
（2）将患者置于仰卧位，使头后仰，开放气道。

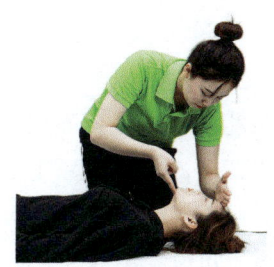
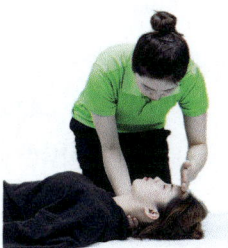
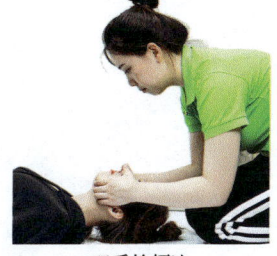

仰头抬颏法　　　　头部后屈法　　　　双手抬颌法
开放气道

第一种方法：仰头抬颏法。左手手掌按住患者的额头，右手示指和中指抬起患者的下颏，使头后仰40°左右。当怀疑有颈椎损伤时，不宜应用此法。

第二种方法：头部后屈法。左手手掌按住患者的额头，右手四指伸过后颈部，用右手"虎口"处托起颈部。

第三种方法：双手抬颌法。患者平卧，施救者用双手从两侧抓紧患者双下颌并托起，使头后仰，下颌骨前移，即可打开气道。此法适用于颈部有外伤者，以下颌上提为主，不能将患者头部后仰及左右转动。切记，颈部有外伤者只能采用双手抬颌法开放气道，不宜采用前两种方法，以避免进一步损伤脊髓。

（3）卧位腹部冲击。快速向内向上冲击患者的腹部，连续6~10次，检查异物是否排出在口腔内，若在口腔内，用手取异物法取出；若无，可冲击腹部6~10次进行检查。要领：急救者跪其大腿旁骑跨在两大腿上，以一手的掌根平放在其腹部正中线肚脐的略上方，不能触及剑突。另一手直接放在第一只手背上，两手重叠。

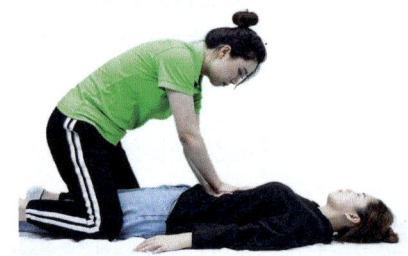

卧位腹部冲击

- **成人气道不完全梗阻自救法**

自救腹部冲击法适用于不完全气道梗阻，神志清醒者。

如果发生气道异物阻塞时，周围没有人帮助，一定要在两三分钟之内，趁着自己意识还清楚时紧急自救。可以利用桌子、椅子、床头，或是比较宽的窗台，顶在脐上两指位置，仰头，把气道拉直，伸直脖子，用力冲击，把异物冲出来。

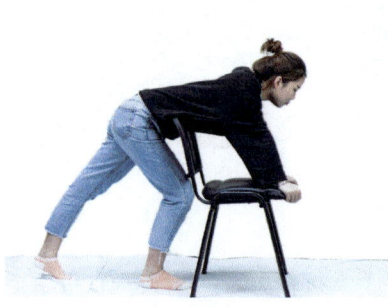

自救腹部冲击法

● 婴儿异物梗阻性窒息的急救

1. **婴儿意识清楚** 怀疑婴儿咽部有异物阻塞，但仍然哭和咳嗽时，可以让他继续咳嗽，并仔细观察有无异常。注意，此时不要拍婴儿背部或喂水。

2. **婴儿意识不清** 婴儿不能哭、咳嗽或呼吸，或者发出尖锐的声音时，采用以下方法。

（1）背部拍打5次：将婴儿脸部朝下，趴在自己前臂上，然后用手掌托住婴儿头颈并固定，婴儿头部一定要低于身体其他位置；另一手掌根部果断、用力地叩击其背部两肩胛骨之间5次，利用异物自身重力和叩击时胸腔内气体的冲力，促使异物向外咳出。

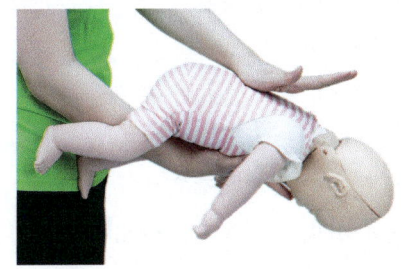

（2）胸部冲击5次：如果婴儿呼吸道仍然被阻塞，可轻轻地把他翻过来，大人把2~3根手指放在婴儿胸骨的中央部，做5次胸外按压之后要检查一下婴儿的口腔。

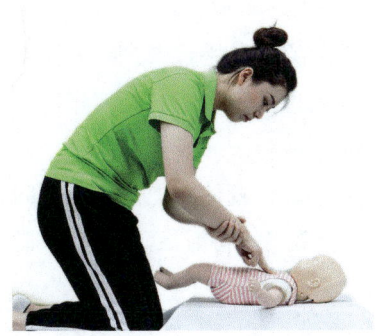
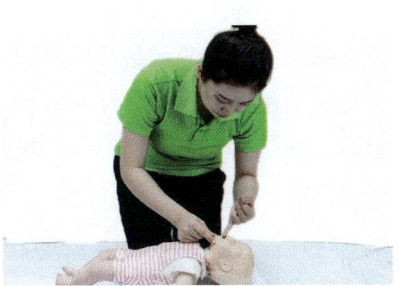

（3）循环背部拍打与胸外按压：如果做了3轮背部拍打和胸外按压后异物仍然未清理干净，就要打电话叫救护车。此时，应继续实施以上抢救措施，帮助婴儿存活。

- **取异物**

对窒息、意识不清的患者，不管成人或婴儿，通过腹部冲击及背部击打后，患者有呼吸，有异物咳出口腔时，应该第一时间把异物从口腔取出。

1. 成人取异物方法

（1）一人施救：将患者的头偏向一侧，施救者一手拇指伸入患者口腔内，其余四指置于下颌骨处，将患者的舌及下颌骨向下牵拉，另一手示指由患者一侧口角深入，将异物取出。

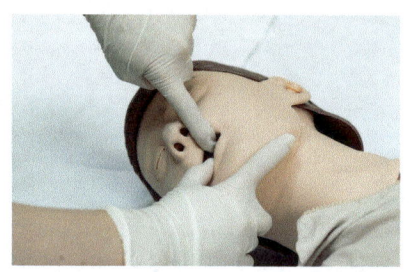 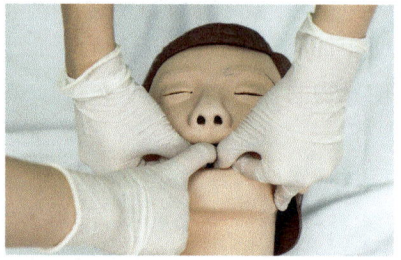

（2）两人施救：一人强行打开患者口腔，一人取异物。

强行打开患者口腔：①双指交叉适合牙关中度松弛者，一人在患者头顶或一侧，两示指从口角处插入口腔内顶住下牙齿，两拇指与示指交叉顶住上牙齿；②打开口腔，齿后插入适合于牙齿紧闭者，用一示指从口角插入，经颊部与牙齿间进入口腔，一直伸到上下齿臼之间将口打开；③舌-下颌上提用于牙关完全松弛者，将拇指深入口咽部，抬起舌根，其余四指抓住下颌骨上提即可。

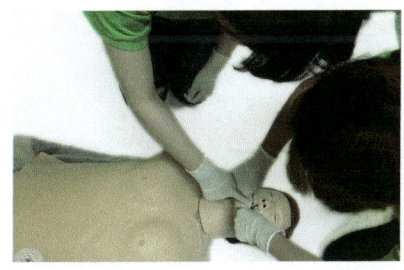 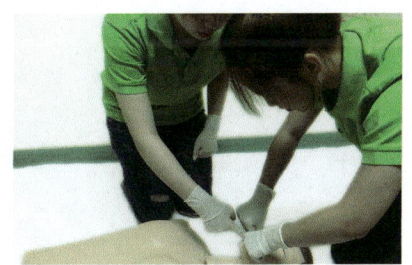

2.婴儿取异物方法　婴儿口腔小，不适合使用成人取异物的方法。将婴儿的头偏向一侧，施救者一手将婴儿口腔轻轻打开，另一手小指由一侧口角伸入，将异物勾出。

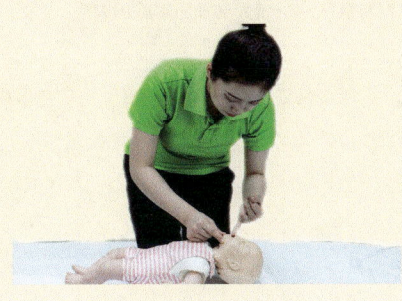

- 判断窒息 – 气道异物梗阻解除的方法

（1）明确看到异物出来，并且已经清理了；或者成年人已经自己感觉异物出来，同时救护者也看到异物出来。

（2）患者呼吸恢复，能够有进出气流的表现，胸廓有明显起伏，呼吸恢复正常。

（3）面色由灰暗青紫转变为红润。

- **窒息急救流程**

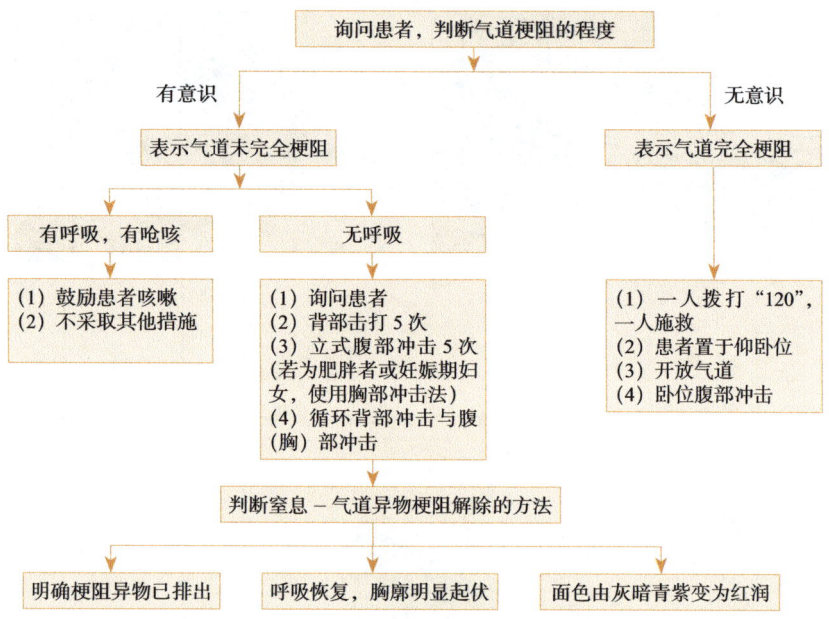

脑卒中

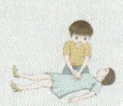

脑卒中,又称"卒中""中风""脑血管意外"。脑卒中已成为世界范围内的主要死亡原因之一,在多数西方国家,卒中是继冠心病和癌症后排名第三的居民死亡原因。在中国,近30年来,卒中负担同样逐渐加重,调查数据表明,我国每年有240万新发卒中,110万卒中相关死亡,此外还有1 110万卒中幸存与后遗症患者;同时,近年来,卒中已高居全国居民死因首位。2013年的数据表明,全国范围内脑血管疾病作为第一死亡原因的高达27个省份。脑卒中疾病负担重,防控形势严峻;家庭急救是卒中急救生命链启动的关键环节之一。

危险因素

1. **高血压** 无论是出血性脑卒中还是缺血性脑卒中,高血压是最主要的独立危险因素。

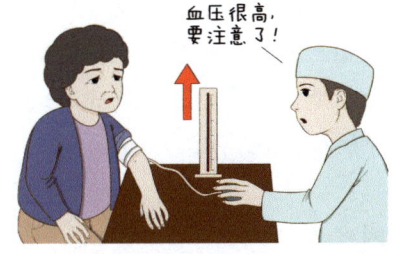

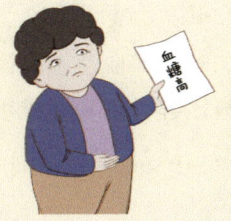

2. **糖尿病** 通过控制饮食、服用降糖药,将血糖降至3.9~6.1 mmol/L。

3.心脏疾病 如风湿性心脏病、冠心病,尤其防止心房颤动引起栓子脱落造成脑栓塞。

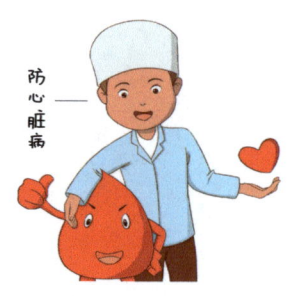

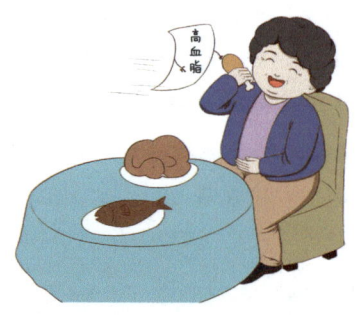

4.血脂代谢紊乱 极低密度脂蛋白、低密度脂蛋白是引起动脉粥样硬化最主要的脂蛋白,高密度脂蛋白是抗动脉硬化脂蛋白。

5.短暂性脑缺血发作 短暂性脑缺血发作是缺血性卒中的一个类型,也是脑梗死的先兆或前驱症状,应及时治疗。

6.吸烟与酗酒 为常见危险因素。

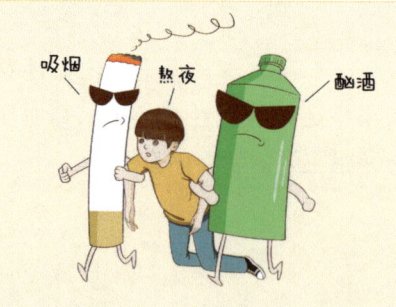

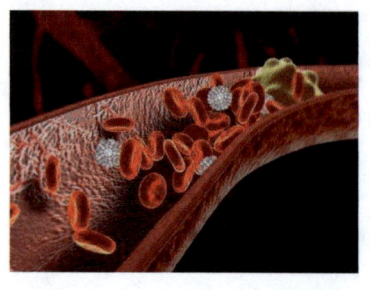

7.血液流变学紊乱 全血黏度增加时,脑血流量下降,其中血细胞比容增高和纤维蛋白原水平增高是缺血性脑卒中的主要危险因素。

8. 肥胖 肥胖与超重为缺血性脑卒中的危险因素，与出血性脑卒中无关。

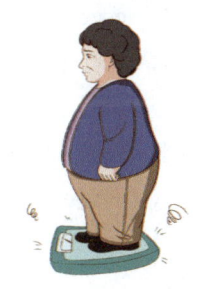

9. 年龄和性别 年龄是动脉粥样硬化的重要危险因素，动脉粥样硬化程度随年龄增大而增加。50岁以上人群，随着年龄增大，脑卒中发病率也有增加，一般来说女性脑卒中发病率低于男性。

症 状

脑卒中的典型症状仅为头痛、呕吐，很容易与其他疾病混淆，可以通过"FAST"判断法进行判断。

(1) F 即 face（脸），看看患者嘴歪不歪，脑卒中患者的脸部会出现不对称，面部出现麻木或瘫痪（口眼歪斜）；单眼或双眼突发视物模糊，或视力下降，或视物成双。

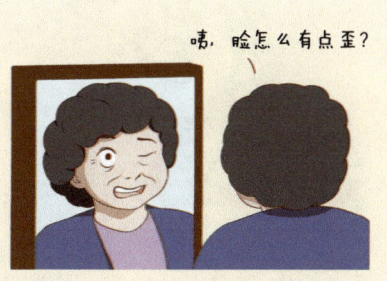

(2) A 即 arm（胳膊），要求患者举起双手，看患者是否有肢体麻木无力现象或步态不稳、失去平衡或任何意外摔倒。

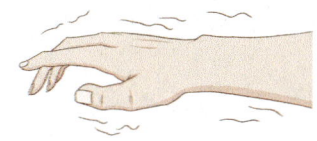

（3）S即speech（言语），请患者重复说一句话，看是否出现言语表达困难或者口齿不清。

（4）T即time（时间），明确记下发病时间，立即送医院就诊。

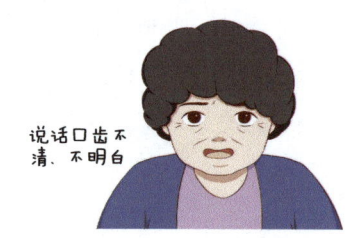

急救措施

（1）尽量让患者原地平卧，避免或减少不必要的搬动。

（2）松解衣领、腰带，清除口鼻腔内呕吐物，头偏向一侧，仰头抬颌打开气道，以保持呼吸道通畅，有条件时立即吸氧。

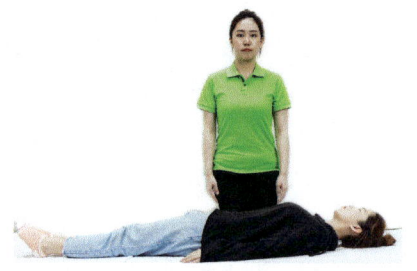

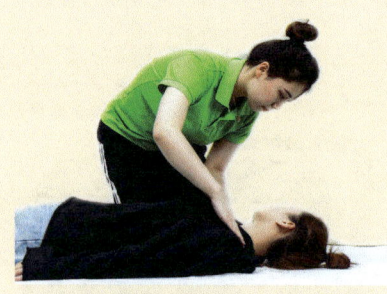

（3）救护者宜保持镇静，切勿慌乱，不要晃动患者，如患者神志清楚，要注意安慰患者，缓解其紧张情绪。

（4）患者有抽搐时，快速将两根竹筷或小木棍缠上软布塞入上下牙齿之间，防止舌咬伤。

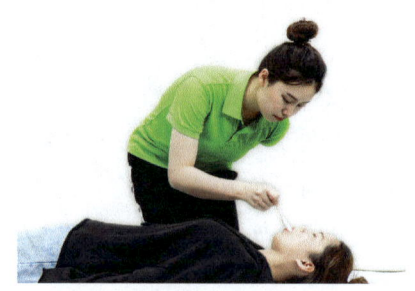

（5）安置好患者后，迅速拨打急救电话"120"。

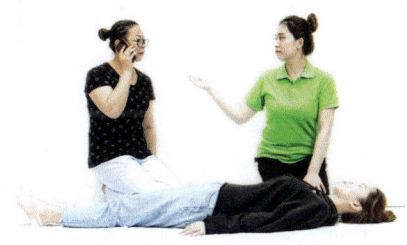

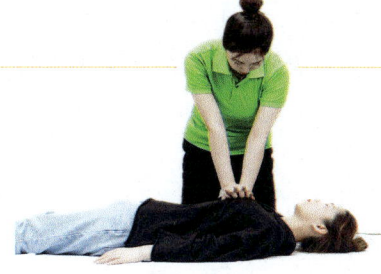

（6）注意观察患者呼吸、脉搏及神志的变化，一旦患者心跳、呼吸停止，立即进行心肺复苏。

脑卒中急救流程

评估脑卒中是否发生

"FAST"判断法

- F 即 face（脸）
  面部麻木或瘫痪
  单眼或双眼突发视物模糊
  视力下降或视物成双
- A 即 arm（胳膊）
  患者是否有肢体麻木无力现象或步态不稳
- S 即 speech（言语）
  是否出现言语表达困难或者口齿不清
- T 即 time（时间）
  明确记下发病时间
  立即送医

急救措施

- 平卧
  减少不必要的搬动
- 清除口鼻腔内呕吐物
  头偏向一侧
  开放气道，保持呼吸道通畅
- 保持镇静
  不晃动患者
  安慰患者
- 患者有抽搐时，快速将两根竹筷或小木棍缠上软布塞入牙齿之间防咬伤

注意观察患者病情变化，必要时立即进行心肺复苏

安置好患者后，迅速拨打急救电话"120"

注意事项

1. 合理用药 遵医嘱定时准时用药、定期门诊随访、定量测量血压。老年人的血压应控制在 130/80 mmHg 以下。老年人用降压药应在医师的监护和指导下，正确地选用和调整降压药，决不可擅自停药，或道听途说随意换药，否则容易导致血压波动，发生意外。

2. 情绪管理 良好的心境使机体免疫功能处于最佳状态，生活要有规律，防止伤风感冒，注意保暖，寒潮到来时，血压往往会突然升高，容易导致脑出血、脑血栓等危重并发症。

3. 起居管理 起床时，先静卧半分钟，然后坐起半分钟，再双下肢下垂床沿半分钟，然后下地活动。高血压患者切忌久蹲用力排便，否则，可使腹压增加，血压突然上升而诱发卒中。

4. 饮食管理 要注意蛋白质的补充，粗细粮搭配有利于蛋白质互补作用，盐的控制特别重要。

5. 适量运动 运动有助于降血糖、降血压，使血液流畅，防止血液淤滞、冠状动脉硬化斑块消退。应按康复医师的指导坚持康复锻炼。过热和严寒的气候下要调整运动时间和运动量，运动后避免立即洗热水澡。

6. 及时就医 若有半身肢体麻木无力，说话不流利，即使症状不重，也应及早就医，因为有可能发生脑梗死。脑梗死有治疗时间窗（不超过 6 小时），也即在此时间窗内治疗效果好，错过了这个时间，治疗效果差，甚至无法改善。

糖尿病急症

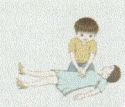

糖尿病是一组以高血糖为特征的代谢性疾病。高血糖则是由胰岛素分泌缺陷或其生物作用受损，或两者兼有引起。糖尿病是长期存在的高血糖，导致各种组织，特别是眼、肾、心脏、血管、神经的慢性损害、功能障碍。糖尿病患者若坚持服药，定时监测血糖，不会发生紧急的并发症。但是，如果未加以重视，糖尿病最紧急最危重的并发症——糖尿病酮症酸中毒与低血糖昏迷将威胁患者生命安全，在家庭自我防护中，应该引起足够的重视。下文将对这两种糖尿病的危重急症的家庭急救方法做一简单的介绍。

糖尿病酮症酸中毒

● 糖尿病酮症酸中毒的定义

当糖尿病患者的"三多一少"症状（多饮、多食、多尿、体重减轻）加重，如口渴程度加重，尿量比之前明显增加，且有恶心、呕吐、腹痛、食欲减退、乏力；呼吸困难，呼气有烂苹果味道；头痛、反应迟钝甚至昏迷，都提示可能发生糖尿病酮症酸中毒。

● 糖尿病酮症酸中毒的诱因

1. **胰岛素使用不当**　如胰岛素不适当减量、突然停用或胰岛素失效。
2. **感染**　是导致糖尿病酮症酸中毒最常见的诱因，以呼吸道、泌尿道感染最为常见。
3. **饮食不当**　如饮酒，进食过多高糖、高脂肪食物等。

4. 消化系统疾病 如禁食时间过长、腹泻等，急性胰腺炎也是糖尿病酮症酸中毒的常见诱发因素。

5. 精神因素 精神创伤、过度激动或劳累等。

6. 各种应激 如感冒、腹泻、外伤、手术、麻醉、妊娠、甲状腺功能亢进等。

7. 药物因素 如中断药物（尤其是胰岛素）治疗、药量不足及抗炎药性产生等。尤其是1型糖尿病患者停用或减少胰岛素治疗量时可引起糖尿病酮症酸中毒。2型糖尿病患者长期服用苯乙双胍，尤其是肝、肾功能不佳时易诱发。

8. 其他因素 如心肌梗死、脑血管意外等。

● **糖尿病酮症酸中毒的症状**

（1）糖尿病患者的原有症状加重。

（2）糖尿病酮症酸中毒的患者早期会偶有头痛、头晕、精神萎靡，继之出现嗜睡、烦躁，进一步发展时，神经反射减退消失，很快陷入昏迷等神志状态上的症状。

（3）有皮肤干燥、缺乏弹性、眼球下陷等脱水的症状。

（4）消化系统症状有食欲缺乏、恶心、呕吐或者腹痛等。

（5）糖尿病酮症酸中毒的患者轻症时呼吸速率轻度增快，重症则加深加快，并且在患者的呼气中有烂苹果的味道。

● **糖尿病酮症酸中毒的家庭急救**

家庭急救原则：纠正脱水，降低血糖，消除糖尿病酮症酸中毒，去除诱因。

（1）家中备有血糖监测仪，患者及家属学会血糖监测，一旦有不适立即检测血糖水平。

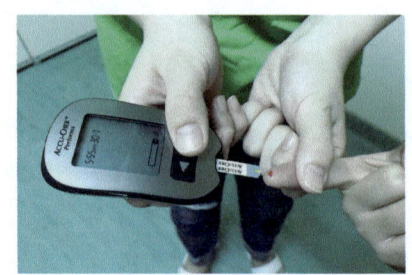

(2) 神志清楚又极度口渴者，可尽量饮水（以盐水为宜）。并记录饮水量、进食量及呕吐量、尿量等液体出入量。

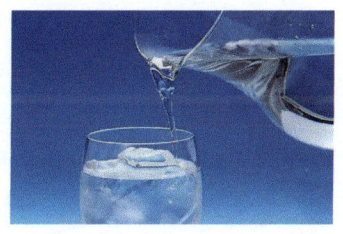

(3) 神志不清者，应保持呼吸道通畅，可将头部偏向一侧，以防呕吐引起窒息。

(4) 因家庭条件限制，如无把握，不可贸然给予胰岛素注射。

(5) 尽快向急救中心呼救。

- 糖尿病酮症酸中毒急救流程

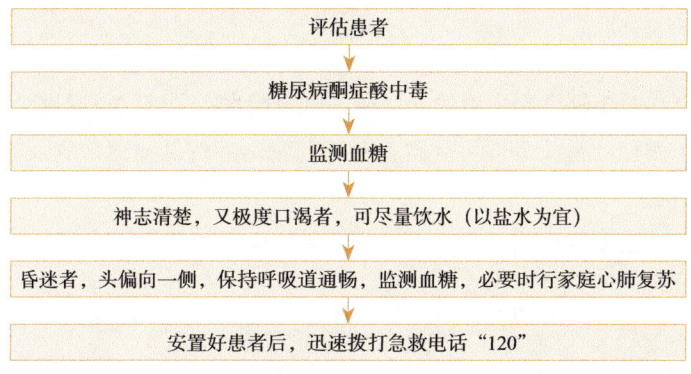

低血糖昏迷

- 低血糖昏迷的常见症状

1. **低血糖症的表现** 可分为自主神经过度兴奋表现和脑功能障碍表现。自主神经过度兴奋主要表现为心慌、手抖、易醒、焦虑、出汗、饥饿、感觉异常等。脑功能障碍的表现可从精神不集中、反应迟钝、头晕乏力、行为改变、精神错乱到癫痫和意识丧失。血糖水平上升后上述症状通常可完全缓解，但较长时间的严重低血糖甚至可能导致脑死亡。

2. 低血糖症有轻度、中度、重度的表现

（1）轻度低血糖症最常见的表现为心慌、手抖、出汗、饥饿、头痛、头晕、难以集中精力等。

（2）中度低血糖除具有轻度低血糖的症状外，还可以出现一些奇怪的行为（如无理由地大笑或骂人、随地大小便），没有喝酒却像喝醉了一样，出现脾气变坏、喜怒无常、暴力倾向的行为，以及意识错乱等，这些都是由大脑缺乏足够的葡萄糖造成。

（3）重度低血糖可以表现为昏迷（没有意识，对外界没有反应）、抽搐、大小便失禁等。

- **低血糖昏迷的家庭急救**

快速补充糖分，缓解症状

（1）对于轻度到中度的低血糖，口服糖水、含糖饮料或进食糖果、饼干、面包、馒头等即可缓解。对于药物引起的低血糖，应及时停用相关药物。

（2）重度和疑似低血糖昏迷的患者，应立即送往医院急救。

- **低血糖急救流程**

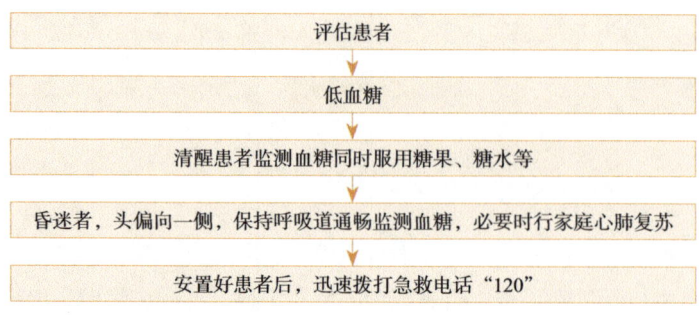

高血糖

- **高血糖症定义**

正常人在空腹时，血糖浓度为 3.9~6.1 mmol/L，空腹血糖浓度 ≥ 7.0 mmol/L 称为高血糖。当血糖高于正常时称为高血糖症。如果这种状况持久存在，对人体的各部分均有害。

- **高血糖症状**

1. 多尿 皮肤干燥，脱水，极度口渴；恶心，呕吐，腹部不适。

2. 多食 这主要是由胰岛素缺乏或者是胰岛素不敏感导致组织摄取利用葡萄糖的能力下降。

3. 消瘦 厌食，食欲大减，体重明显比原来轻，虚弱无力，做事情用不上力气。

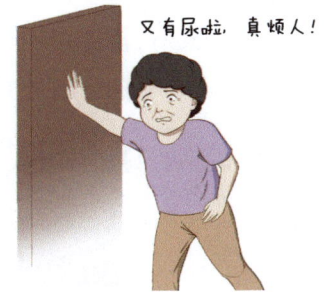

4. 视力下降 高血糖也会引起视力下降。

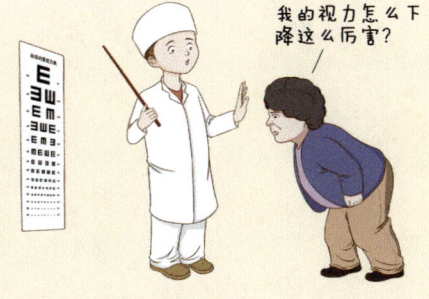

5. 血糖测试值升高 这是高血糖最具有特征的症状。

6. 其他表现 心跳快速，呼吸缓而深。在未经过激烈运动时也会

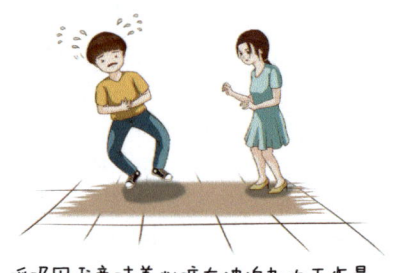
呼吸困难意味着心脏在被迫加大工作量

感到心跳速度明显比以前快速，呼吸困难。

- **急救措施**

（1）在医院已确诊为糖尿病的患者，一旦出现口渴、恶心等症状，在家庭条件允许的情况下监测血糖。

（2）神志清楚，又极度口渴者，可尽量饮水（以盐水为宜），并记录饮水量、进食量及呕吐量、尿量等液体出入量。

（3）如有心跳加快、呼吸困难等立即拨打"120"急救。

- **高血糖急救流程**

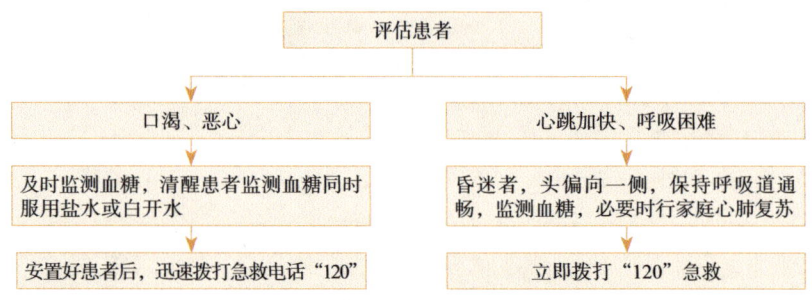

注意事项

- **饮食**

1. **坚持合理规律的糖尿病治疗方案** 包括基本的饮食、运动疗法，部分患者需要在医师指导下坚持规律使用口服降糖药或胰岛素治疗。

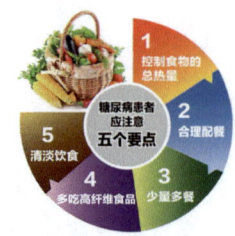

2. 少进糖食、根茎类蔬菜　如土豆、白薯、山药，要适当限制水果。

3. 应增进粗纤维的食物　如糙米、玉米、豆类、绿叶蔬菜、白菜、绿豆芽、黄瓜、芹菜、西红柿等。

4. 多食用优质蛋白质　如瘦肉、蛋、奶、鱼类，选用植物油，少进食动物内脏类食物等。

5. 主食控制　一天中进食次数和主食量，可根据病情、活动量和服用降糖药物情况来调整。

6. 多吃蔬菜　如冬瓜、黄瓜、西红柿、空心菜、小白菜等。

- **血糖**

（1）向医师了解自己的血糖控制水平目标值，学会自我监测和记录血糖水平，当身体不适时，监测频率应增加。

（2）当血糖控制水平未达标时，要及时就诊，在医师指导下调整饮食。

（3）继续原有治疗方案的胰岛素治疗（不要擅自调整剂量），停用双胍类降糖药（如盐酸二甲双胍片）。

（4）当发生血糖水平很高（一般 >16.7 mmol/L），尿酮体阳性或出现可疑糖尿病酮症酸中毒的症状时，要紧急就诊。

（5）如果血糖偏低或不稳定，避免驾车。

（6）定期体检，了解引起低血糖的原因，避免其发生。

（7）不要或少进行较长距离的运动或较大重量负荷的劳动。

- **保护皮肤**

（1）首先要注意个人卫生，保持皮肤清洁，尤其是要保持外阴部清洁。

（2）要特别注意保护双脚。避免穿紧袜子和硬底鞋，以免发生足部溃疡进而发展成坏疽。

（3）防止各种感染。

高血压急症

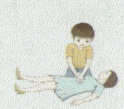

高血压在我们生活中是比较常见的一种疾病，随着人口老龄化问题的出现，高血压已经成为社会关注的重要话题。高血压患者一旦发生高血压急症，即血压显著或急骤升高，伴随脑、心、肾、视网膜等重要器官出现特殊症状。如果抢救不及时，后果将不堪设想。高血压急症的发病率占高血压人群的5%，常见有高血压脑病、脑出血、急性左心衰竭、急性心肌梗死、急进型恶性高血压等。发病急，致残率高且发病在院外的高血压急症，给予适当的家庭急救处理及转运患者，对患者良好的预后至关重要。下文将简单介绍由高血压引发的几种急症及其家庭急救措施。

假如家庭成员中有中老年高血压患者，一般应配备听诊器、血压表、常用降压药和硝酸甘油制剂等心血管病急救用品，有条件的还可添置氧气袋以备急救之需。一旦发病，应及时采取正确的急救措施，这可为抢救患者的生命赢得宝贵的时间。

症 状

（1）患者突感头痛、头晕、视物不清或失明、恶心、呕吐、心慌、气短、烦躁不安。

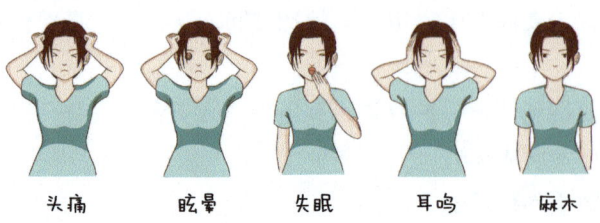

头痛　　眩晕　　失眠　　耳鸣　　麻木

(2) 严重者可出现瘫痪、失语、心绞痛、大小便失禁；更严重者可出现抽搐、昏迷。

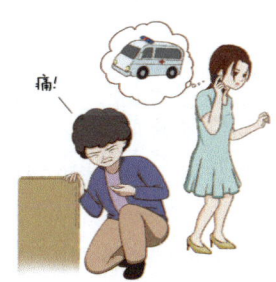

诱发因素

(1) 过度劳累、过度饮酒、熬夜、吸烟等主观因素。
(2) 过度激动、过度悲伤等情绪因素。
(3) 外伤、手术、寒冷等外部刺激因素。
(4) 自身疾病、失眠、更年期等内在因素。
(5) 降压药的突然减药、减量、停药等药物因素。

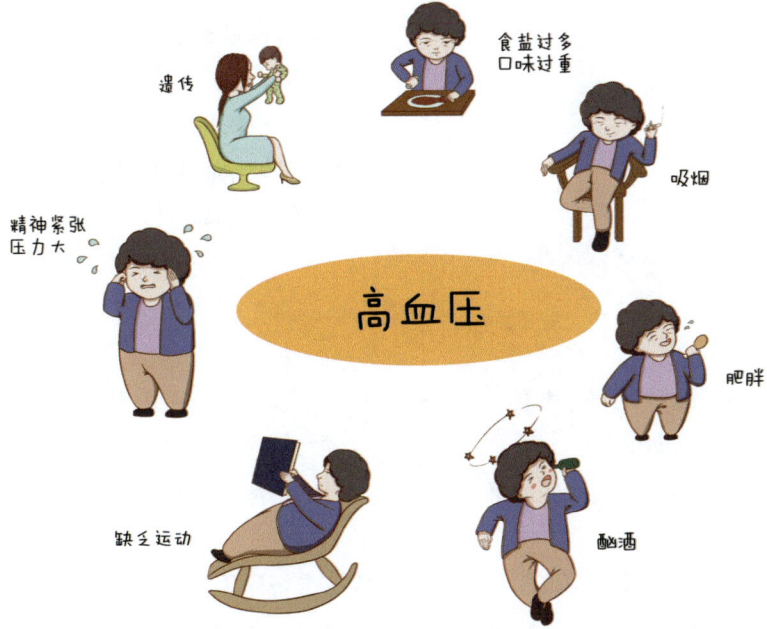

急救措施

(1) 伴有脑血管的不正常症状，一般会表现为头晕、呕吐等，家人发现症状时，要让患者平卧，头偏向一侧，避免呕吐物对呼吸道造成伤害。

(2) 高血压患者的家人突然发现患者有胸闷气短、嘴唇发绀、肢体运动不协调的症状出现时，大多是高血压发病的前兆，这时家人应帮助患者坐好，双腿下垂并及时寻求医师的帮助。

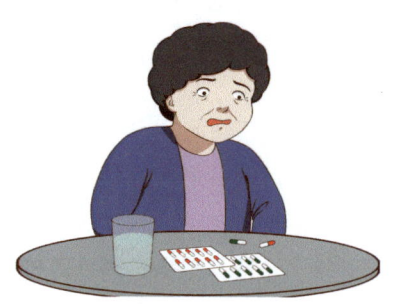

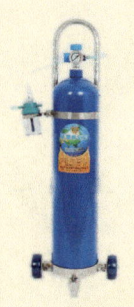

(3) 建议高血压病情严重的患者在家提前准备一个氧气罐，并且要随时有家人的陪伴，发现病情及时拨打急救电话，另外采取自我急救措施给患者争取时间。

(4) 如平日未规律服用降压药，则需立即正常量服用平日所用降压药然后立即就医。

(5) 如平日规律服用降压药，当日可加倍服用平日所用降压药然后立即就医。

(6) 如平日从未使用降压药，不建议自行服用降压药，应立即送往医院就医。

高血压急症急救流程

```
高血压急症的评估
        ↓
有条件者立即测血压
        ↓
     症状判断
        ↓
┌──────────┬──────────┬──────────┬──────────┐
患者突然心悸气短，  血压突然升高，伴   心前区疼痛、胸闷，  意识障碍或肢体
口唇发绀，肢体活   有恶心、呕吐、剧   迁延至颈部，面色   瘫痪
动失灵         烈头痛等        苍白、出冷汗
└──────────┴──────────┴──────────┴──────────┘
        ↓
     急救措施
        ↓
┌──────────┬──────────┬──────────┬──────────┐
双腿下垂，采取坐  服用降压药，还可   安静休息，服用硝   头偏向一侧，防止
位，有条件者吸氧  服用利尿剂、镇静   酸甘油，吸氧      呕吐物吸入气道
              剂等
└──────────┴──────────┴──────────┴──────────┘
        ↓
注意观察患者病情变化，必要
时立即进行心肺复苏术
        ↓
安置好患者后，迅速拨打急救
电话"120"
```

注意事项

参见"脑卒中"。

发 热

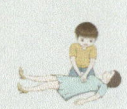

由致热源的作用使体温调定点上移而引起的调节性体温升高（超过0.5 ℃），又称为发热。每个人的正常体温略有不同，而且受许多因素（时间、季节、环境、月经等）的影响。因此判定是否发热，最好是和自己平时同样条件下的体温相比较。如不知自己原来的体温，则腋窝体温（检测10分钟）超过37 ℃可定为发热。面对发热，送医院的第一步就是家庭紧急降温，下文将简单介绍几种家庭降温疗法。

症 状

按温度（腋窝温度）高低分为低热型（<38 ℃）、中热型（38~39 ℃）、高热型（39~40 ℃）、超高热型（>40 ℃）。

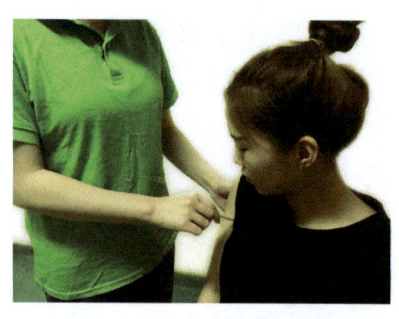

1. 体温上升期 常伴有疲乏无力、肌肉酸痛、皮肤苍白、畏寒或寒战等现象。

体温上升有两种方式。

(1) 骤升型：体温在几小时内达39~40 ℃或以上，常伴有寒战。小儿易发生惊厥。

(2) 缓升型：体温逐渐上升在数日内达高峰，多不伴寒战。

2. 高热期 是指体温上升达高峰之后保持一定时间，持续时间的长短可因病因不同而有差异。皮肤会发红并有灼热感，呼吸加快变深，开始出汗并逐渐增多。

3. 体温下降期 由于病因的消除，致热源的作用逐渐减弱或消失，体温降至正常水平。此期表现为出汗多、皮肤潮湿。

体温下降有两种方式。

(1) 骤降：指体温于数小时内迅速下降至正常，有时可略低于正常，常伴有大汗淋漓。

(2) 渐降：指体温在数天内逐渐降至正常。

急救措施

1. 冷敷 如果高热让患者无法耐受，可以采用冷敷帮助降低体温。在额头、手腕、小腿上各放一块湿冷毛巾，其他部位应以衣物盖住。当冷敷毛巾达到体温时，应换一次毛巾，反复直到退热为止。也可将冰块包在布袋里，放在额头上。

2. 擦浴 体温不是太高，可以采用热敷来退热。用热的湿毛巾反复擦拭患者额头、四肢，使身体散热，直到退热为止。然而，如果体温上升到39 ℃以上，切勿再使用热敷退热，应以冷敷处理，以免体温继续升高。

3. 擦拭身体 蒸发也有降温作用，建议使用冷自来水帮助皮肤驱散过多的热。可以擦拭全身，也应加强腋窝及腘窝部的擦拭。

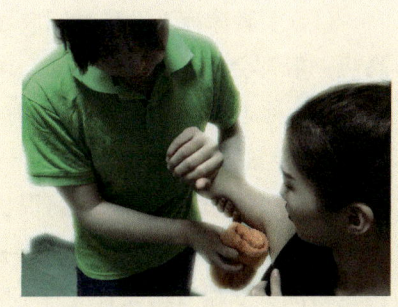

4. 补充液体 当患者发热时，可喝大量的白开水及果菜汁，其中果菜汁含丰富的维生素及矿物质，尤其是甜菜汁及胡萝卜汁。如果想喝番茄汁，应选用低钠的产品。发热期间应避免固体食物，直到状况好转。

5. **小儿发热** 可用物理降温,如温水擦拭、泡澡,也可在额头放置热毛巾散热降温。

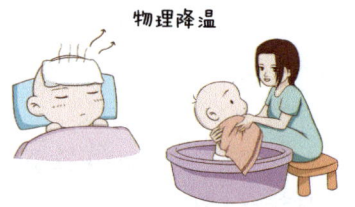

物理降温

在提高环境温度前提下,用温热毛巾敷身体、洗温水澡等可致皮肤血管扩张,利于体内热量散出

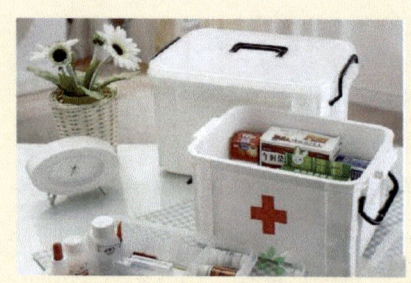

6. **家中常备小儿退热物品及药品** 当腋温高于38.5 ℃时,则可在医师指导下选用美林(布洛芬)、泰诺林(对乙酰氨基酚)、小儿退热栓、小儿退热贴、冰宝贴等退热药物及物品。

小儿发热家庭急救

1. 高热惊厥的征兆

(1)手脚冰凉:发热时四肢冰凉,预示着患儿马上要高热,这种高热一般都会到39 ℃或40 ℃,特别是在发热初期会发生高热惊厥。

(2)神志不清,体温骤升,呼吸急促:可能会极度烦躁或不时"惊跳",精神紧张,神情惊恐,四肢肌张力突然增加。

(3)头部侧斜,眼睛呈斜视状态:头部首先往左边或者右边侧斜,颈部靠后,眼睛发直,或者呈斜视状态,眼珠向上翻,口中不断吐出白色口沫。双腿双脚僵直或者不断抽动,双手紧握拳头,有时伴有大小便无意识排出现象。

2. 紧急处理

(1)保持呼吸道通畅,立即将患儿置于仰卧位,头偏向一侧,解松衣领、裤带,清除口、鼻、咽喉分泌物和呕吐物,以免发生吸入性肺炎和窒息。

（2）就地取材，用纱布包裹的竹板或小木片垫在上下齿之间，牙关紧咬者，不可强力撬开，以免损伤牙齿。

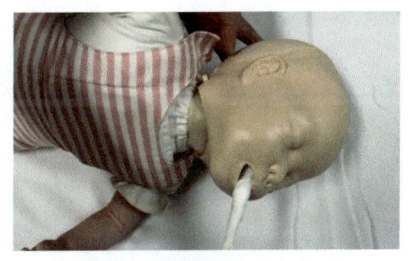

（3）掐人中，刺百会、合谷、内关穴，一般仅需1~2个穴位，惊厥即可停止。

（4）发生高热惊厥时，迅速给予物理降温，室内保持通风，空气新鲜，热天可放些冷水、冰块，或用电扇、空调降低室温。有条件者可用冰袋或冰枕置于头部。

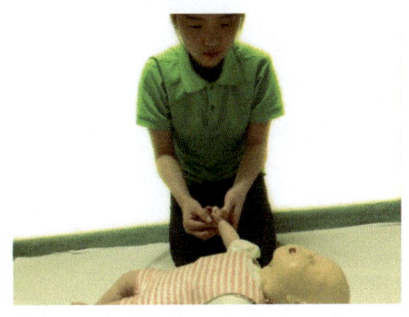

（5）用温水或30%~50%的乙醇轻擦四肢、颈部、腋窝、大腿根部，遇寒冷天气，应注意保暖，以防感冒加重诱发肺炎。对小婴儿和高热伴有寒战、四肢冷、口唇青紫的患儿不宜用乙醇擦浴，可采用温水浴，即用32~34 ℃温水全身擦浴15分钟。浴后30分钟再测体温，使体温控制在38.5 ℃左右。

（6）在擦浴过程中，还应注意观察患儿神志、面色、脉搏、呼吸等病情变化。如发现患儿高热不退、惊厥不止、抽搐后神志不清等严重情况时，应及时送往附近医院诊治，护送途中仍按上述方法进行急救处理。

小儿高热惊厥急救流程

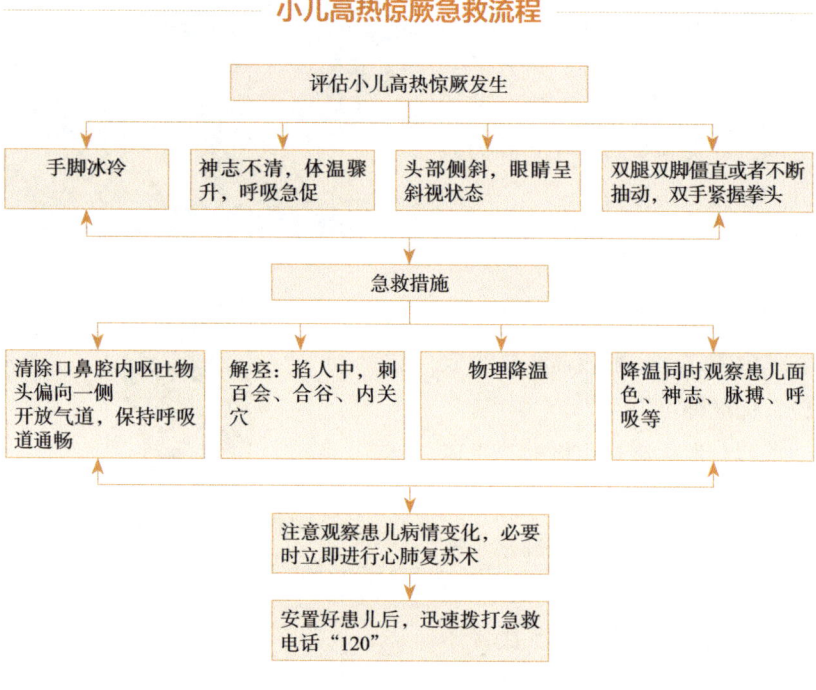

注意事项

（1）发热患儿在退热过程中，要大量出汗，此时要用热毛巾擦去胸、背、腋下及面额部的汗，并及时更换内衣；注意补充营养物质和水分。

（2）发热时，营养物质和水分的消耗增多，而消化功能减退，因此应该适当减少饮食，吃一些富有营养易消化的流食或半流食，如豆浆、米粥、面条汤、馄饨等；尽量多喂水，如果汁、糖水、白开水或清凉饮料等；多喝水不但有利于降温，而且有助于细菌毒素的排泄。

（3）高热时，唾液分泌减少，口腔黏膜干燥，适宜细菌生长繁殖，会引起舌炎、口腔炎等，因此要注意口腔卫生；可于饭前用温水漱口，帮助增加食欲，饭后用盐水漱口或刷牙。勤喂水也可达到清洁口腔的目的。

癫 痫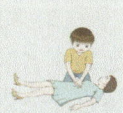

随着社会发展与医学技术的进步，人们对癫痫的认识与防治水平已有长足进展。然而时至今日，癫痫仍是威胁人类健康的严重疾病之一。什么是癫痫？癫痫是由多种原因如颅脑外伤、脑肿瘤、脑血管病等导致的大脑神经元突然高度同步化异常放电，由于异常放电的位置不同及异常放电波及的范围差异，发作的形式不一，可表现为感觉、运动、意识、精神、行为等障碍。癫痫多以大发作为常见，若不及时抢救，可因高热、循环衰竭等损伤导致永久性脑损伤，致残率和病死率均很高。因此要做好现场急救，及时处理。

症 状

癫痫大发作的特点是早期出现意识丧失、跌倒，随后发作分为三期。①强直期：全身肌肉骨骼持续收缩，眼睑上牵，眼球上翻，牙关紧闭。②阵挛期：肌肉交替性收缩与松弛，并伴有血压升高、心率加快、瞳孔散大、口吐白沫等症状。③发作后期：肌肉开始松弛，可出现大小便失禁，血压、呼吸、心率渐至正常，意识逐渐恢复，醒后感头痛、全身酸痛，部分患者有意识模糊症状。

急救措施

（1）癫痫大发作时，立即扶住患者侧卧，防摔倒，清除周围可能造成患者伤害的物品，待救护人员到场后将患者移至

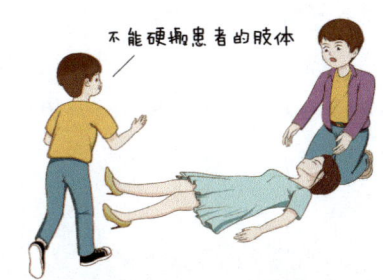

不能硬掰患者的肢体

环境安全地带,搬运过程中保护好肢体,不可强拉、拖拽,以免造成肢体损伤。

(2) 给予去枕平卧位或侧卧,头偏向一侧,解开衣领、领带等物,如果患者的颈部处于僵硬的后仰状态,颈部没法侧转时,就将其一侧的身体抬高,在身下垫些衣物,使身体接近于侧卧的姿势。保持他有一侧的口角处在最低的位置上,以便口腔里的口涎、血液、呕吐物可以从口角流淌出来。

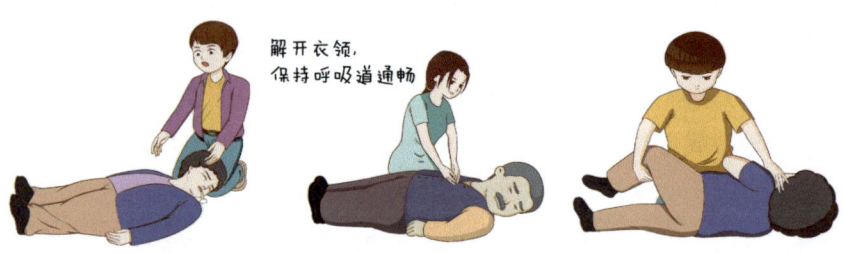

(3) 癫痫大发作时,如患者已经咬紧牙关,则不能用暴力和坚硬物品强行去撬患者的嘴,以免其牙齿脱落,阻塞呼吸道。在癫痫发作间歇期肌肉松弛,患者张口时,取下义齿,将折叠成条状的小毛巾、手帕等物塞入上下

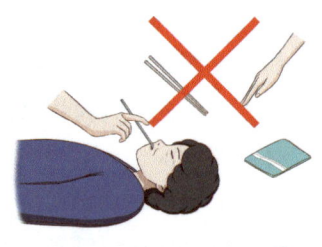

臼齿间,以免舌部咬伤。救护者切记千万别把手指、容易咬断的物品伸进患者口腔内,以防抽搐时咬伤或咬断,断端在口腔内无法取出,掉入气管中发生危险。

(4) 立即拨打"120",请医师急救,即使发作停止,也必须到医院进一步检查,对症治疗,防止复发。

癫痫急救流程

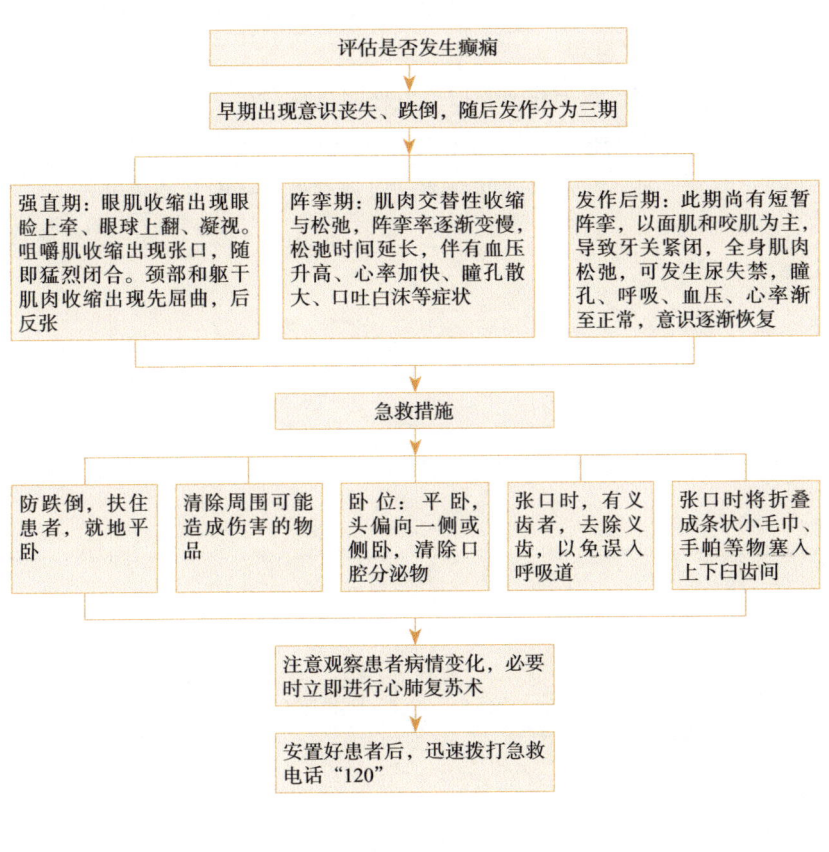

注意事项

(1) 抽搐时不可按压患者的身体,以免造成骨折,亦不可采取掐人中的方法,此举不仅不能制止发作,反有可能造成新的伤害。

(2) 癫痫是慢性病,绝大多数患者须长期服用抗癫痫药物控制发作,应谨遵医嘱服药,不可擅自停药、漏服或更换药物,易诱发癫痫发作。

（3）睡眠减少、饮酒及药物滥用是癫痫发作突然增多的重要原因，因此要保持一定的睡眠时间，节制饮酒，要有良好的饮食习惯，避免暴饮暴食。

（4）避免高空水上作业，以免发作时造成危险。

（5）身上常携带包括自己个人信息的卡片，如姓名、年龄、家人电话、家庭住址、简单的病情介绍，以便在外发病时尽快得到救治。

心绞痛

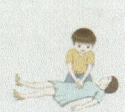

"胸闷、胸痛、心脏不舒服",随着生活节奏的加快,在我们身边经常会听到人们这样说,心绞痛是以胸痛或胸部不适为主要临床表现的综合征,主要由冠状动脉供血不足,心肌急剧、暂时缺血与缺氧所致。冠心病心绞痛现在是常见的心血管疾病之一,同时趋向年轻化,并有较高的致残率和致死率,有 10%~20% 的冠心病心绞痛患者会死于此病的并发症。心绞痛发作来势汹汹,做好家庭急救是每个人应该掌握的一项基本技能。正确运用急救方案,可帮助自己或他人减轻病痛,甚至挽救生命。

症 状

心绞痛以发作性胸痛为特点,主要在胸骨体上段或中段之后,波及心前区,有手掌大小范围,放射至左肩、左臂内侧或颈、咽、下颌部。胸痛常为压迫、发闷、紧缩性,也可有烧灼感,偶伴濒死感,疼痛发作后由轻渐重,10~20 秒可达高峰,全过程数分钟,重者可达 10~15 分钟,很少超过 30 分钟。

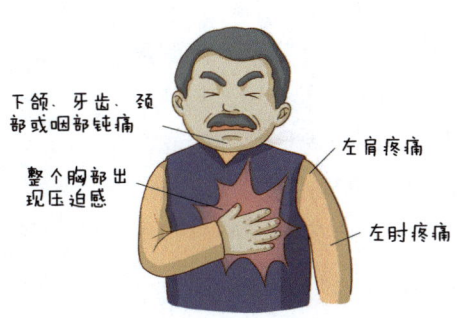

分 类

1. 劳力性心绞痛　由体力劳动或其他增加心悸耗氧量的情况诱发。

2. 自发性心绞痛　由冠状动脉痉挛引起冠状动脉动力性狭窄、冠状动脉供血不足导致心肌缺血，心绞痛发作与心肌需氧量的增加无明显关系。

3. 混合型心绞痛　劳力与休息均可发生，多在冠脉固定病变基础上有冠脉痉挛因素参与。

急救措施

（1）发作时立即停止活动，休息，呈坐位或平躺位，解开衣领扣、领带等衣物，安慰患者，指导其深呼吸，消除心理压力，改善其焦虑等负面情绪，以降低心肌耗氧量。

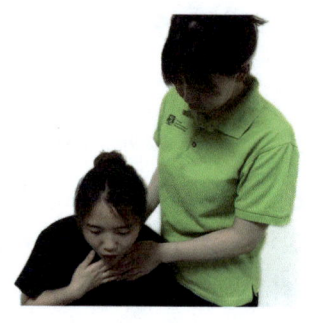 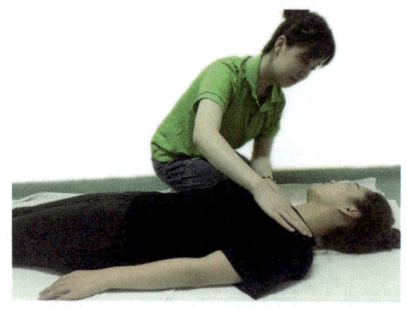

（2）为即刻缓解心绞痛发作，舌下含服硝酸甘油，1~2分钟开始起作用，若延迟见效或完全无效，考虑药物是否过期或未溶解，如属后者可轻轻嚼碎后继续含化。

（3）若患者出现呼吸困难，可使其坐起，家中备有氧气设备，可以吸氧。

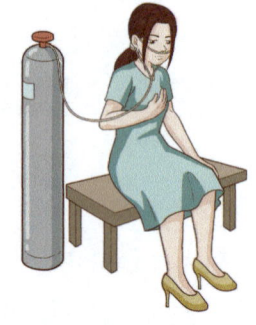

（4）若服药无效，要怀疑心肌梗死的可能，马上叫救护车送医院。

心绞痛急救流程

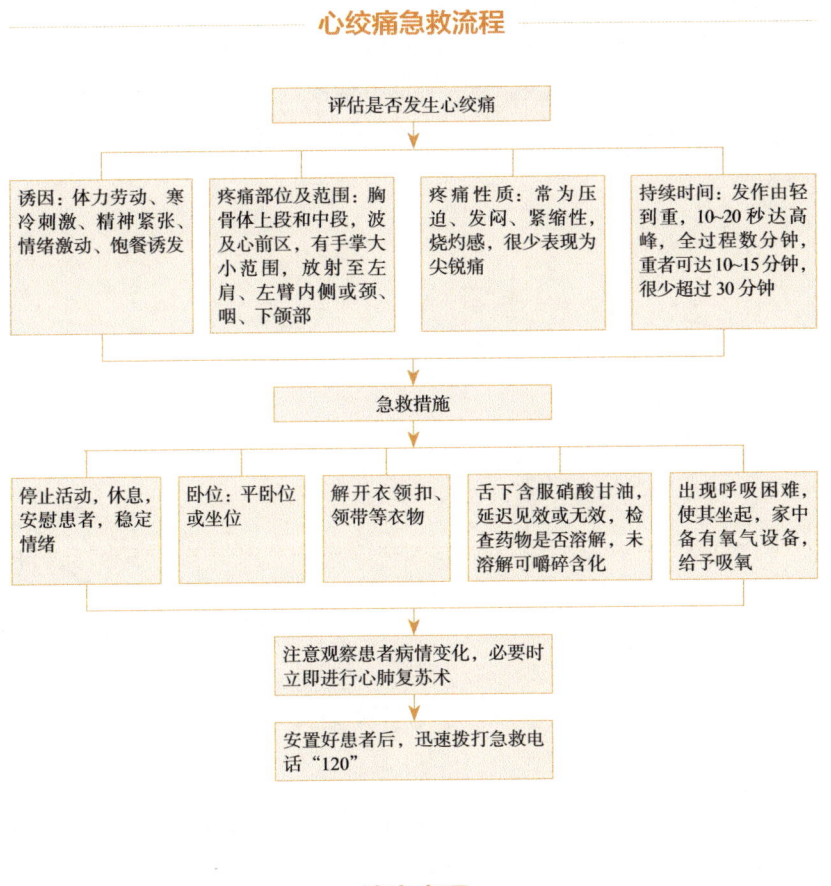

注意事项

（1）随身携带硝酸酯类药物，正确掌握服药方法，以备急用。

（2）控制冠心病的危险因素如高血压、血脂异常、糖尿病、痛风、肥胖，戒烟并避免被动吸烟，限制饮酒。

（3）避免过度劳累及精神紧张，保持平和心态，切忌性情急躁、激动、劳累及紧张，应保证有规律的生活节奏及充足的睡眠。鼓励适当的户外运动。

(4) 饮食宜摄入低盐、低热量、低胆固醇食物,忌暴饮暴食。少抽烟、喝酒,忌浓茶、咖啡等饮品。

(5) 发生便秘及时治疗,以防止在用力排便时诱发心绞痛。

(6) 治疗可诱发心绞痛或并存的其他疾病系统,如胆囊疾病、消化性溃疡、颈椎病、食管炎、甲状腺功能亢进等。

急腹症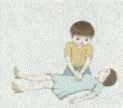

急腹症是指腹腔内、盆腔和腹膜后组织和脏器发生了急剧的病理变化,从而产生以腹部的症状和体征为主,同时伴有全身反应的临床表现,最常见的是急性腹痛。腹痛有三类,包括内脏痛、腹膜刺激痛、牵扯痛(放射痛)。病程特点为急、快、重、变化多端。引起急腹症的原因很多,急性阑尾炎、溃疡病急性穿孔、急性肠梗阻、急性胆道感染及胆石症、急性胰腺炎、腹部外伤、泌尿系统结石及异位妊娠子宫破裂等均可能引起急腹症。常见的急腹症有急性阑尾炎、溃疡病急性穿孔、急性胆道感染及胆石症,以及肾绞痛。

症 状

不同的病因引起的腹痛表现也有所差别,下面我们就来说说以下几种常见外科急腹症的临床表现及特点。

1. 急性阑尾炎 如果一个人是转移性右下腹痛与麦氏点(右侧脐与髂前上棘连线的中外三分之一处)固定压痛,初步提示急性阑尾炎。对于阑尾炎的处理,急性阑尾炎应尽早手术治疗,特别是老人、儿童、妊娠妇女,虽症状不典型,但病情发展快,一旦确诊,更应该尽早手术治疗。

2. 溃疡病急性穿孔 溃疡病急性穿孔是溃疡病的严重并发症之一。溃疡病急性穿孔发病急,变化快,如不及时治疗,可由于腹膜炎而危及生命。突然发生剧烈腹痛是穿孔的最初最常见的症状,疼痛最初开始于上腹部或穿孔的部位,常呈刀割或烧灼样痛,一般为持续性,但也有阵发性加重,疼痛很快扩散至全腹部,可放射到肩部呈刺痛或酸痛感觉。

3. 急性胆道感染及胆石症 反复发作的右上腹部绞痛，向右肩及右背部放射，伴畏寒、发热，要警惕急性胆道感染和胆石症。

4. 肾绞痛 通常指由泌尿系统结石尤其是输尿管结石导致的突然发作的肾区剧烈疼痛，大多是由结石所致。肾绞痛不是一个独立的疾病，而是由多种原因导致的肾盂或者输尿管平滑肌痉挛所致，其发病没有任何先兆，疼痛程度剧烈。

急救措施

急性腹痛的诊治，一般都不能在家里解决，在患者的情况许可下，如没有严重休克等不宜搬动的情况，要及早送医院进行诊治。当然，能及时联系"120"急救中心，派医务人员和救护车前来最为妥当。在患者没有到达医院前，可以采取一些措施缓解患者的腹痛。

1. 卧床休息 急腹症患者宜采用半卧位，此卧位能使腹腔渗液积聚在盆腔，便于局限、吸收或引流。伴休克宜采用休克体位（仰卧中凹位或平卧位）。

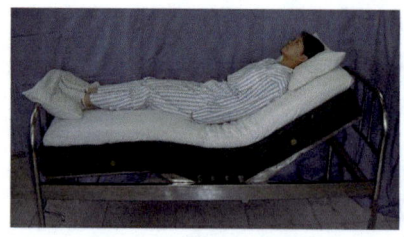
半坐卧位

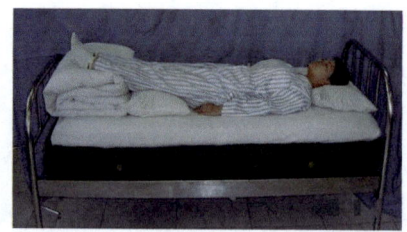
中凹卧位

2. 未明确病因时应做到四禁 禁食、禁用止痛剂、禁用泻药、禁止灌肠。

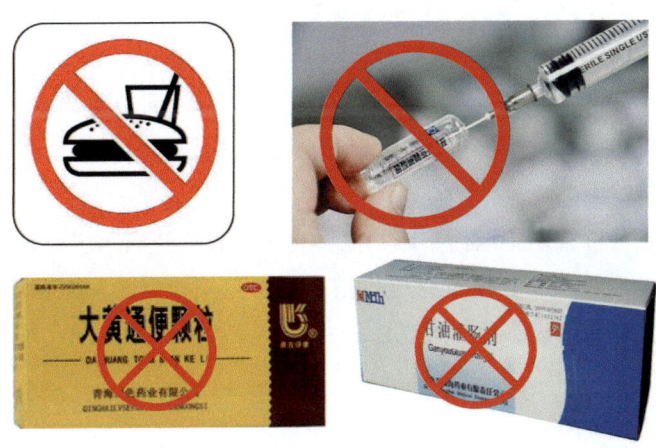

3. 适当给予解痉药物 如有结石病史患者胆石症发作，可适当给予解痉药物如阿托品等暂时缓解患者的腹痛。

4. 其他 如患者腹痛剧烈且伴有呕吐、高热、腹肌紧张甚至四肢湿冷等症状时，应立即就医，千万不要耽搁。

急腹症急救流程

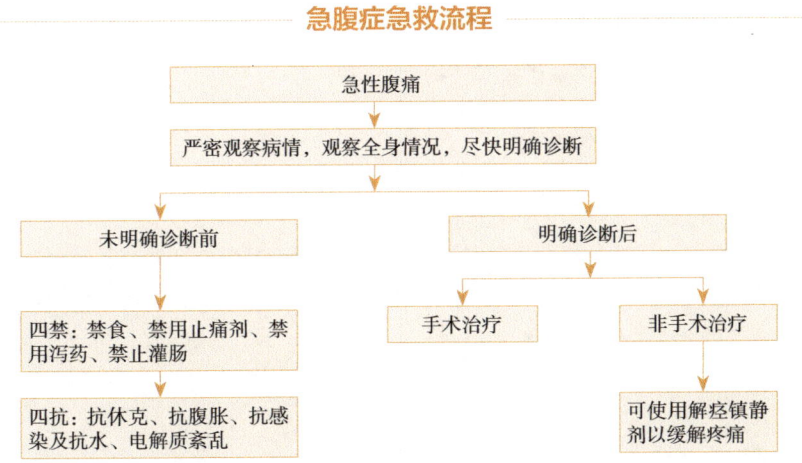

注意事项

急腹症的鉴别诊断不是很容易，去医院急诊前暂勿饮水或进食，万一是胃肠穿孔，会加重病情，有的急腹症需要紧急手术，进食后会增加麻醉的困难。

不要自行服用止痛药，因为医师诊断急腹症的病因主要是根据疼痛的部位、性质、程度及其进展情况，一旦用止痛药，掩盖了症状，会给医师诊断带来假象，延误治疗。

失血性休克

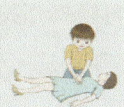

失血性休克是低血容量性休克的经典代表,是在创伤及其他意外事件中较短时间内大量血液丢失,导致循环前负荷急剧下降,并且超出机体本身的代偿能力而出现的循环功能障碍。创伤,急性胃、十二指肠溃疡,大出血,脾破裂,女性异位妊娠子宫破裂、主动脉夹层动脉瘤破裂、大手术后出血等是失血性休克的常见原因。

症 状

不同原发病引起失血性休克时,临床表现不同。自然灾害、交通事故等创伤常有脏器穿孔或破裂、多发伤、复合伤、广泛性挫裂伤、颅脑损伤、胸腹联合伤、肝脾破裂、四肢开放性骨折等。一般病情重,出血量大。消化道溃疡、脾破裂、女性异位妊娠子宫破裂、主动脉夹层动脉瘤破裂等常会伴有剧烈疼痛,而后出现面色苍白、大汗淋漓、四肢湿冷、脉搏细数、血压下降等表现,患者还会有烦躁不安、意识模糊等症状。胸、腹、躯干大手术后不久,患者突然出现休克临床表现,大多考虑手术后出血,必须立即检查手术部位是否损伤出血或缝合口出血。

急救措施

1. **止血**　对于明显外伤所致的失血,首先应选择简单有效的止血措施控制明显的出血,常用的止血方法有指压止血、包扎止血和止血带止血。

(1) 指压止血:用手指压在出血动脉近心端的邻近骨头上,阻断血运，以达到止血目的。找压迫点时要用示指或环指，不要用拇指，因为拇指中央有粗大的动脉，容易造成误判。当找到动脉压迫点后，再换拇指按压或几个指头同时按压。

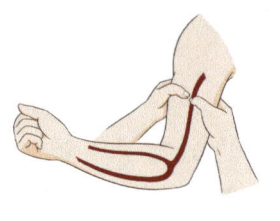
上肢动脉指压止血

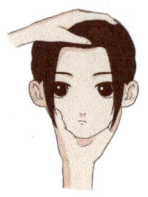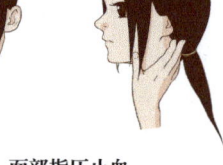
面部指压止血

（2）包扎止血：先在伤口上盖上敷料（够大、够厚的棉织品衬垫），然后再用绷带或三角巾包扎。包扎完成后检查一下松紧度，力度适中的包扎对止血才有效。

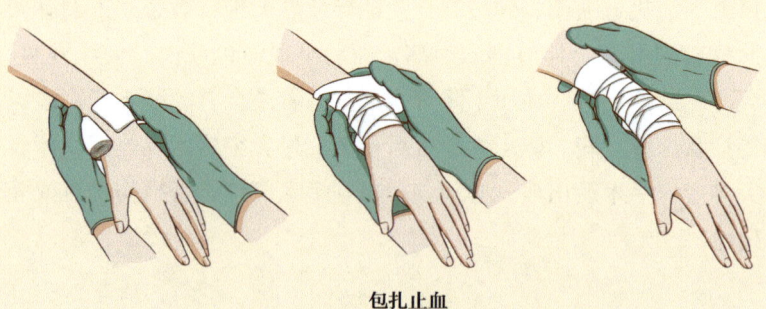
包扎止血

（3）止血带止血：对于动脉出血，用止血带在出血点上方进行捆绑止血。若周围没有止血带，也可使用电线、布条、绳子、橡皮筋等进行捆绑止血。

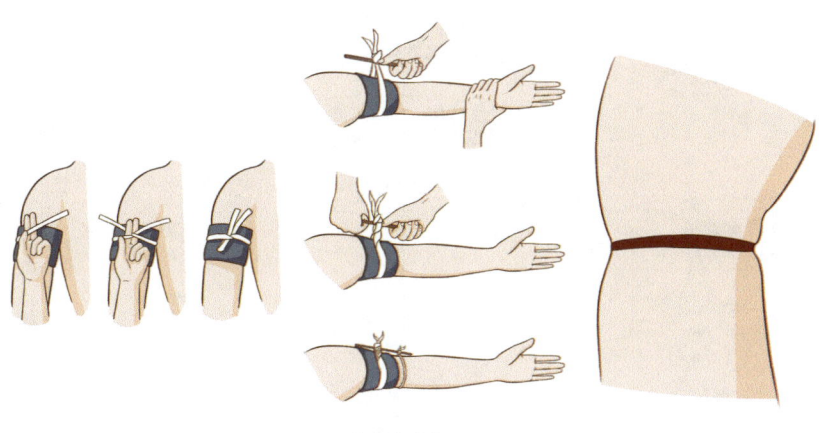

止血带止血

2. **保持呼吸道通畅** 如患者有大量呕血或咯血时，应注意让患者侧卧或头偏向一侧平卧，避免引起窒息，保持呼吸道通畅。

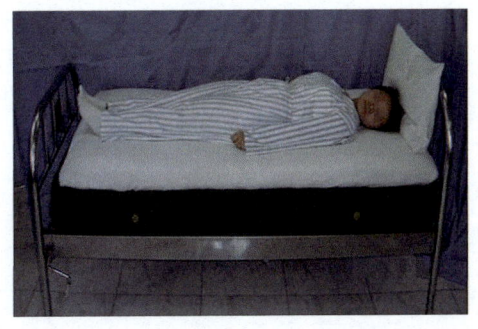

3. **保暖，补液** 注意给患者保暖，如患者意识清醒且无呕血、咯血等，可给予口服热饮以补充血容量。

4. **紧急送医院** 患者如有面色苍白、四肢湿冷、神志淡漠等表现，应立即呼叫"120"送医院，千万不可耽搁。

失血性休克急救流程

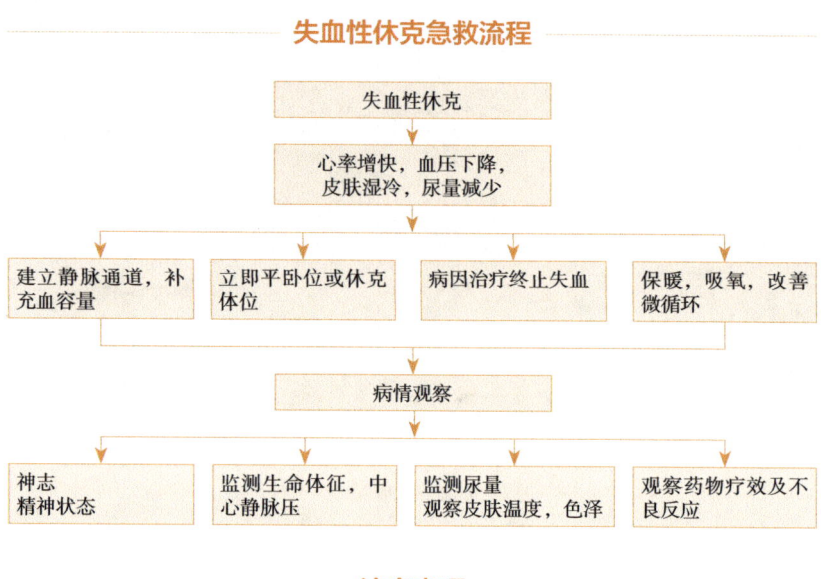

注意事项

（1）出现失血性休克时，立即将患者安置在抢救室去枕平卧，有利于呼吸循环功能恢复，改善脑灌流。密切观察生命体征，保暖，吸氧。

（2）立即呼叫相关抢救人员，尽快送往医院进行抢救。

（3）在吸氧过程中可加强呼吸道管理，及时清除口腔及咽喉部分泌物、呕吐物，以防吸入气管引起窒息。

（4）抢救过程中，应注意无菌操作，预防感染。

煤气中毒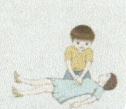

在现代家庭发生的有害气体中毒事件中,煤气中毒是最常见的一种。提到煤气中毒,就得先谈谈什么是煤气。煤气是煤或其他含碳物质在燃烧不全时产生的一种混合性气体,其中以一氧化碳的含量最高,毒性最大,所以,一般所说的煤气中毒,实际上是急性一氧化碳中毒。家庭中发生煤气中毒的原因因地区不同分为两种,在北方,主要是由冬天用煤炉取暖,门窗紧闭排烟不良以及炉灶、烟囱漏气等原因造成的;在南方,多为用燃煤气的红外线取暖器洗澡,因煤气泄漏而发生。

症 状

一氧化碳在血液中形成碳氧血红蛋白,使血红蛋白失去输送氧气的功能,人体血液不能及时供给全身组织器官充分的氧气。体内的氧气只够消耗10分钟,一旦断绝氧气供应,很快造成人的昏迷并危及生命。轻度中毒时,患者会感觉眼花、心慌、胸闷、恶心等症状,如感觉身体无力、想睡觉等。中度中毒者并发有烦躁不安、神志不清、皮肤黏膜呈樱桃红色等改变;重者出现昏迷、大小便失禁、休克甚至危及生命。

急救措施

- **中毒者自救方法**

当感到煤气中毒时不要慌张,要镇静地关掉煤气开关,打开门窗,然后走出室内。如无力打开门窗,可砸

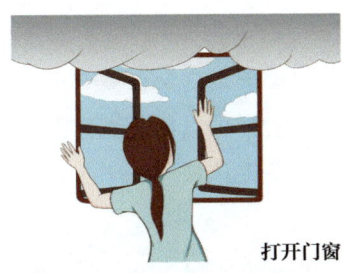

打开门窗

破门窗玻璃等，使之通风，并呼叫救援者。

- 他人施救方法

1. 迅速转移　打开室内门窗，迅速将患者移到空气新鲜的室外，使患者平卧，注意保暖。

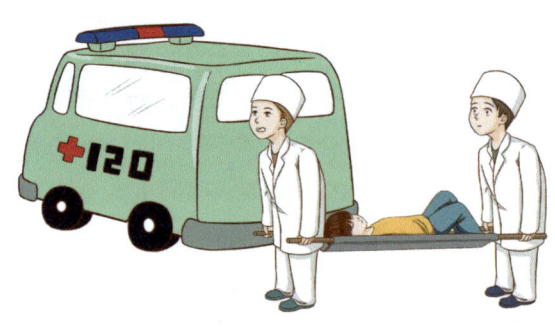

2. 开放气道　解开患者衣扣及腰带，保持呼吸通畅。如患者呕吐，注意头偏一侧，防止误吸。

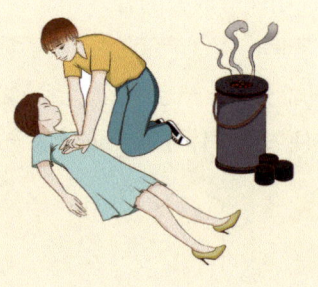

3. 心肺复苏　对于昏迷不醒但有呼吸者，可用针刺或指甲掐其人中穴促清醒。若中毒者意识丧失，呼吸心跳停止，应立即进行心肺复苏。

4. 紧急送往医院　在将患者转移到通风处后，就立即拨打急救电话"120"，以便能快速得到救助，纠正缺氧，随时准备送往有高压氧舱的医院抢救。

煤气中毒急救流程

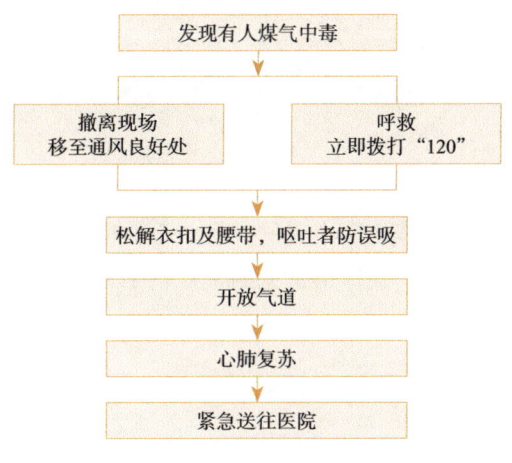

注意事项

（1）救助者进入和撤离现场时，如能匍匐行动会更安全。进入室内时严禁携带明火，尤其是开放煤气自杀的情况，室内煤气浓度过高，按响门铃、打开室内电灯产生的电火花均可引起爆炸。

（2）煤气中毒误区一：在炉边放盆清水可预防煤气中毒。科学证实，一氧化碳是不溶于水的，要想预防中毒，关键是门窗不要关太严，或安装烟囱，保持室内外空气流通。

（3）煤气中毒误区二：煤气中毒者冻一冻会醒。寒冷刺激不仅会使中毒者加重缺氧，更能导致末梢循环障碍，诱发休克和死亡。

中 毒

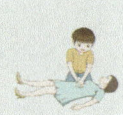

生物体受到毒物作用而出现的疾病状态,称为中毒。中毒方式有接触、吸入、食入等。人体最常见的是食物中毒、农药中毒、酒精中毒和煤气中毒等。

食物中毒

俗话说:"民以食为天,食以安为先。"食物安全对于人们的重要性不言而喻。近年来,随着社会经济不断进步,人们饮食文化日益多样化,食品安全已经成为备受关注的话题。夏末秋初,是降雨集中的季节,适合细菌生长繁殖,食物中毒发生率也随之增加。

- 概念

食物中毒是由进食被细菌及其毒素污染的食物,或摄食含有毒素的动植物引起的急性中毒性疾病。变质的食品、污染的水源是主要传染源,不洁的餐具、手和带菌苍蝇为主要传播媒介。

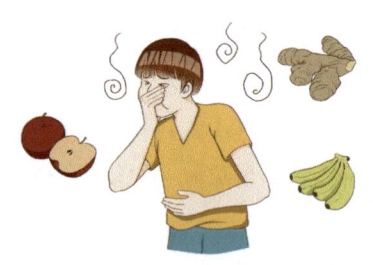

- 分类及原因

1. **细菌性食物中毒** 是指人们摄入含有细菌或细菌毒素的食品而引起的中毒。引起细菌性食物中毒的主要食品以肉类食品居首位,其次是奶制品、剩饭等。食物被细菌污染的主要原因包括:①禽畜在宰杀前已感染疾病，属于病禽、病畜；②炊具不洁，刀、砧板、碗筷等用具被细菌污染或生熟食物未分开，发生交叉感染；③卫生状况差，蚊蝇、蟑螂等滋生病菌；④食物加热不充分，未煮熟、煮透。每至夏天，各种微生物生长繁殖旺盛，食品中的细菌数量较多，加速了其腐坏变质；天气炎热，人们贪凉，常食用未经充分加热的食物，所以夏季是细菌性食物中毒的高发季节。

2. 真菌毒素中毒　真菌在谷物或其他食品中生长繁殖产生有毒的代谢产物，人食用这种毒性物质发生的中毒，称为真菌性食物中毒，以霉变玉米、霉变甘蔗中毒等最为常见。

3. 动植物性食物中毒　主要是因为吃了有毒的动植物而中毒，常见的有河豚、毒蘑菇、苦杏仁、发芽的土豆等。

4. 化学性食物中毒　常见于食物被有害的化学物质污染或者违规添加了非食用性或被禁止使用的添加剂以及超量使用了食物添加剂等导致的食物中毒。

● 症状

食物中毒的主要症状为胃肠道反应，最多见的就是腹痛、腹胀、恶心、呕吐、腹泻等，往往伴有发热。呕吐严重者还可以发生脱水、酸中毒甚至可导致电解质紊乱。如果食物中毒患者没有得到有效的救治，后续可能引发更为严重的症状，如毒血症、休克、昏迷等。

● 急救措施

1. 停止进食　立即停止食用可能引起食物中毒的食物，并保护好现场，保留可疑食物和呕吐物、尿液、粪便等以备进行化验，确定中毒性质。

2. 催吐　催吐时间最好在 1~2 小时内，越早越好。可用温开水 300~500 mL，然后用筷子刺激咽后壁或压迫舌根，促进呕吐。

3. 导泻　若患者服用食物时间较长，超过 2~3 小时，而且患者精神较好，身体条件允许，则可服用泻药，以清除进入肠内的毒物。

4. **解毒** 如果是吃了变质的鱼、虾、蟹等引起的食物中毒，可取食醋 100 mL 加水 200 mL，一次服用。若是误食了变质的饮料或防腐剂，最好的急救方法是用鲜牛奶或其他含蛋白质的饮料灌服。

- **食物中毒急救流程**

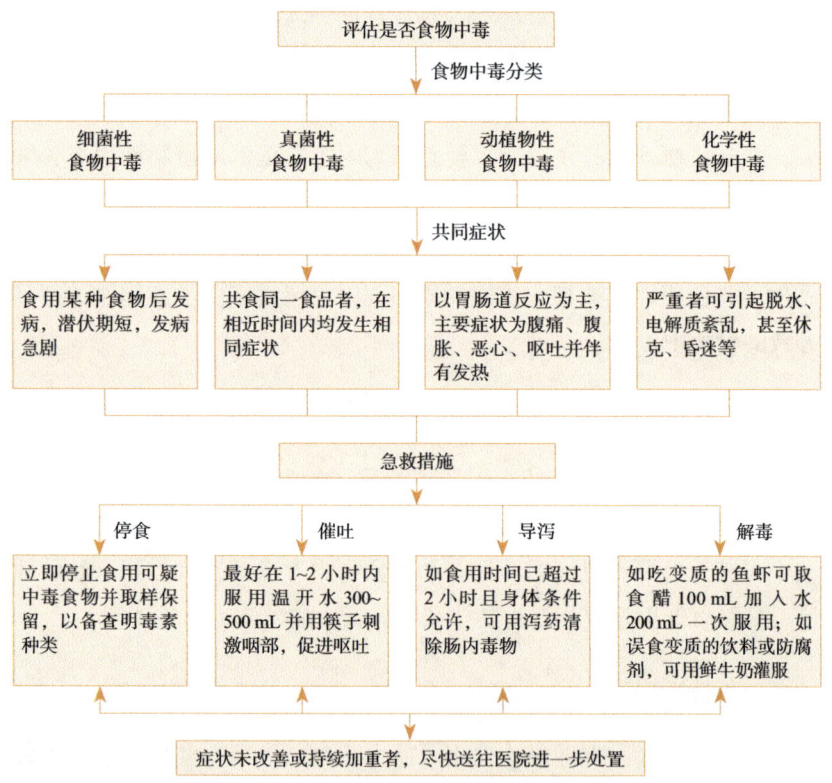

- **注意事项**

（1）不吃变质、腐烂的食品或疑似变质的食物。

（2）不吃被有害化学物质或放射性物质污染的食品。

（3）不吃生海鲜、河鲜、生肉类食品。

(4) 生、熟食品应分开放置，切过生食的菜刀、菜板不能用来切熟食。

(5) 不食用病死的禽畜肉或来路不明的食物。

(6) 不吃性质未明确的蘑菇、鱼类，慎吃河豚，不吃生的四季豆、发芽土豆、霉变甘蔗等。

有机磷中毒

有机磷是一种有毒的化学成分，该成分主要存在于敌敌畏、敌百虫、内吸磷和马拉硫磷等有机磷类农药中。有机磷农药在我国农业生产中应用范围较广，是当前用量最大的杀虫剂之一。据不完全资料统计，随着该杀虫药物的广泛应用，每年因急性有机磷农药中毒的患者也呈递增趋势，多数通过口服、吸入或接触皮肤、黏膜组织等方式进入人体，致死率较高。有机磷农药是一种剧毒药，可以经胃肠道、呼吸道和皮肤黏膜吸收。

- 症状

经皮肤吸收中毒，一般在接触2~6天后发病，口服中毒在10分钟至2小时内出现症状。有机磷中毒引起毒蕈碱样症状时，出现心率缓慢、血压下降、腹痛、腹泻、恶心、呕吐、大汗、流涎、呼吸困难、发绀、双侧瞳孔缩小、全身肌肉颤动等。

- 急救措施

(1) 皮肤接触农药者，应立即停止接触，随后用大量清水或肥皂水冲洗污染的皮肤、头面部等。眼睛如受污染，用生理盐水冲洗后给予1%的阿托品眼液1滴，禁用热水和乙醇冲洗，以免血管扩张增加毒物的吸收。如有其他不适，尽早就医治疗。

(2) 对于口服农药中毒的神志清楚者，应立即引吐（用手或筷子刺激咽喉），尽早送往医院治疗。中毒昏迷的患者，注意勿盲目催吐，避免堵塞呼吸道，立即拨打急救电话"120"。解开衣领、腰带、保持呼吸道通畅，平卧，头偏向一侧，以便呕吐物排出，防止窒息。如患者呼吸心跳停止，应立即进行心肺复苏抢救。

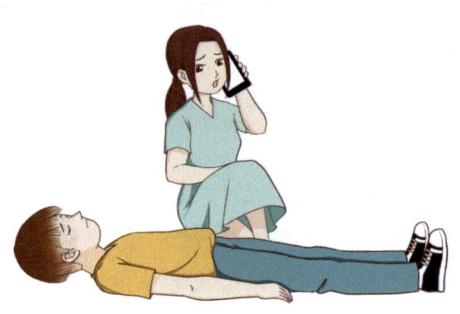

（3）入院后，根据患者病情轻重和中毒物的性状，合理使用洗胃溶液和解毒剂等治疗方法。

- **有机磷中毒急救流程**

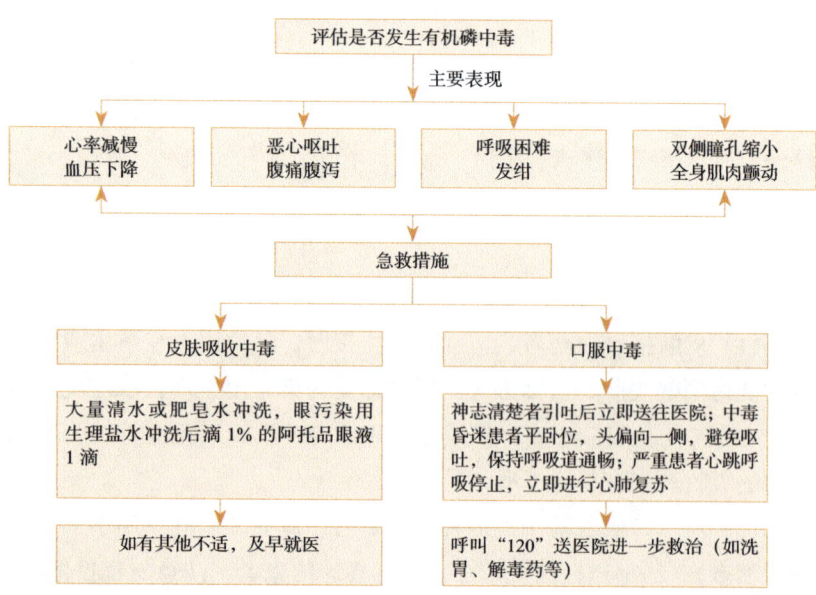

● 注意事项

（1）建立健全一系列农药销售、运输及保管制度。同时加强安全教育，向群众讲解其用法、用途及毒性，生活中应妥善保管，切勿与生活用品混放，以免被误服。

（2）加强个人防护。喷洒药物的人员皮肤污染机会大，务必穿好防护服装，戴好口罩、帽子及手套，严格执行用药注意事项，并告知农药中毒的症状，以便及时发现，以免延误治疗。

（3）患者出院后应在家中休息2~3周，按时服药不可单独外出，以防止迟发性神经损害，一般无后遗症。

（4）因自杀致中毒者应做好患者的心理疏导。鼓励患者倾吐内心的痛苦，要理解和亲近他们，让他们感受到家庭的温暖，树立正确的人生观。

药物中毒

随着医学在疾病防治能力上的进步，越来越多的药物被投入临床使用，但"是药三分毒"，人们在享受药物带来的益处的同时，却不得不面对药物中毒这个随之而来的可怕杀手，因此药物安全问题越来越受到社会的重视。所谓药物中毒，就是药物进入人体，在效应部位积累到一定程度，引起器官和组织的功能损害。通常是由误服、用药过量、自杀、药物滥用、意外接触有毒物质所引起。如治疗不及时，可引起心功能衰竭、呼吸功能衰竭等一系列并发症，严重时可导致患者死亡。

● 症状

1. 轻度中毒者 主要表现有头痛、头晕、恶心、呕吐，中枢神经系统出现兴奋或抑制，容易出现幻想、失去时间和空间感觉。

2. 重度中毒者 可出现不同程度的意识障碍，如表情淡漠、反应迟钝、烦躁、嗜睡、瞳孔散大或缩小、光反射消失、大小便失禁，常危及生命。

- **急救措施**

根据病史和用药史、中毒者身边存放的药瓶及剩余的药物，结合临床症状，可以初步采取以下院前急救措施。

处理原则为迅速切断毒源，阻止毒物继续吸收，促进排毒；明确药物及其进入的途径和剂量。如果是经皮肤、黏膜吸收导致中毒，应马上脱去污染的衣服，用大量清水冲洗，以防再吸收。如果口服药物已进入胃内（在排除腐蚀性药物或其他有关禁忌证外），可用筷子等物刺激咽部，引起呕吐，增加毒物的排泄。如果经呼吸道吸入中毒者，应迅速将患者移至空气新鲜、流通处进行抢救。如果已停止呼吸，应当清除口鼻腔内呕吐物。做好初步抢救措施的同时应尽快拨打急救电话"120"。

- **药物中毒急救流程**

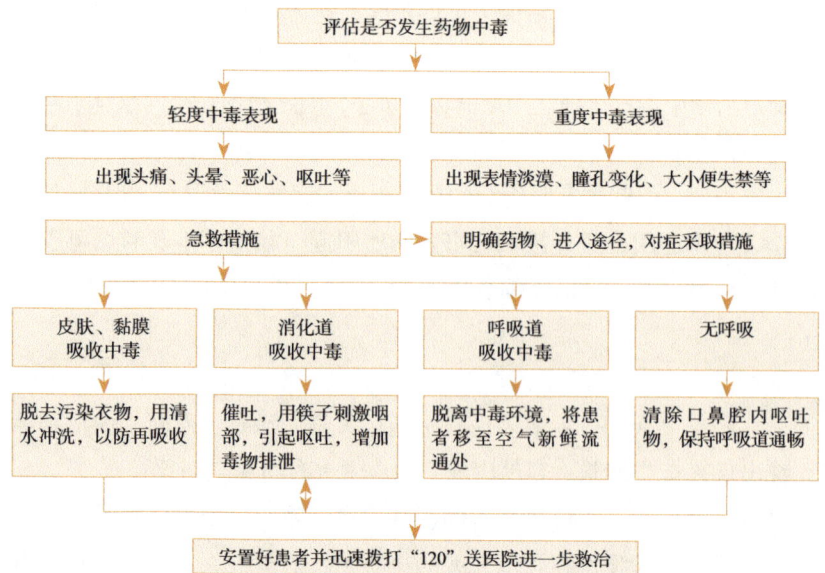

注意事项

了解药物安全知识和有关药物中毒的急救知识，避免用错药或用劣质药，这样不仅可以预防药物中毒，而且能有助于减少药物不良反应和药源性疾病。

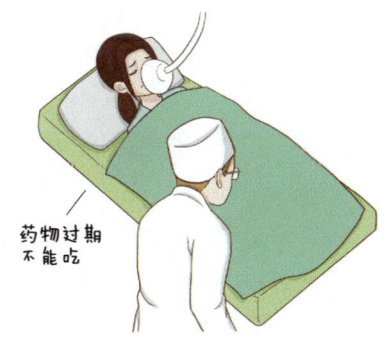

（1）通过医院、医药公司等正规渠道购买药物。

（2）不可服用没有标签、标签模糊或疑似变质和过期的药物。

（3）患多种疾病需要服用多种药物者，向医师说明疾病史及用药史。

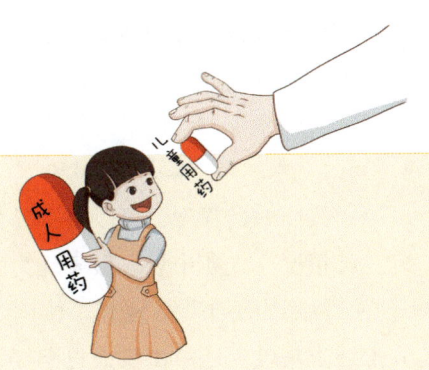

（4）儿童服药更应谨遵医嘱，不可将成人药物给儿童使用；把药物放在儿童无法触及之处，避免其将糖衣片误认为糖果而食入。

（5）加强对精神类药物的监管，防止自杀倾向者囤积药物。

（6）科学合理用药，不可盲目轻信"偏方""神药"。

（7）一旦出现不良反应，应立即停药，并及时去医院就诊。

中　暑

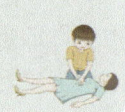

夏天是中暑的高发季节，如果长时间在户外活动伴有严重缺水，容易导致中暑，尤其是体质较弱者如老人、小孩等。轻者出现头昏、头痛、口渴、多汗、全身疲乏、心悸等症状，重者体温可高达39 ℃以上，可出现面色潮红、皮肤灼热、呼吸急促、呕吐、烦躁和抽搐等。如不能得到及时救治，严重者很快进入昏迷状态，甚至死亡。因此，如果自己觉得不舒服或者发现他人中暑，要先采取急救措施；在进行一定的紧急救护后，如无好转，应立即到医院治疗。

症　状

按照病情程度，可以将中暑分为先兆中暑、轻度中暑和重度中暑三种情况。先兆中暑一般表现为疲乏、头昏、眼花、耳鸣、口渴、恶心、注意力不集中、动作不协调，体温不超过37.5 ℃。轻度中暑除了上述表现外，还可出现面色潮红或苍白、大量出汗、脉搏加快、皮肤湿冷，体温在38 ℃以上。重度中暑大多数患者是在高温环境中以突然昏迷起病，此前患者常有头痛、麻木与刺痛、眩晕、不安或精神错乱，体温常在40 ℃以上。

急救措施

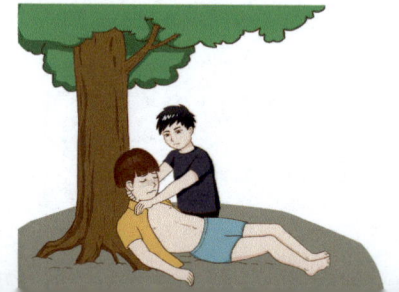

1. **搬移**　迅速搬离高温环境，将中暑者抬到通风、阴凉的地方，垫高头部，解开其衣扣，松开或脱去衣服，以利于呼吸和散热。

2. 降温　可用冷毛巾敷头部，或冰袋、冰块置于患者头部、腋窝、大腿根部等处；电扇吹风，将患者放置于空调间，加速散热；或将患者除头部外浸浴在 4 ℃水中，并按摩四肢皮肤，使皮肤血管扩张，加速血液循环，促进散热。在降温过程中除注意血压、心率外，应每 5~10 分钟测肛温一次，肛温降至 38 ℃左右时，应立即停止冷敷等一切强降温措施。

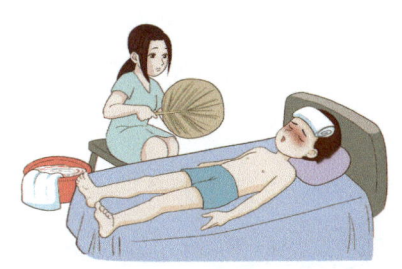

3. 补水　如果中暑者仍清醒、有意识，可让其喝一些清凉含盐饮料补充水分，口服人丹、十滴水等防暑药。但千万不要急于补充大量水分，否则会引起呕吐、腹痛、恶心等症状。

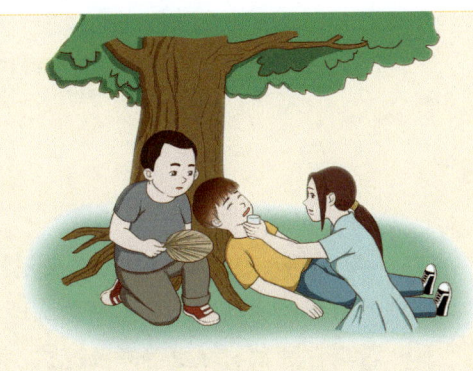

4. 送医　对于重度中暑者，应在做上述降温措施的同时将患者迅速送往医院进行抢救。

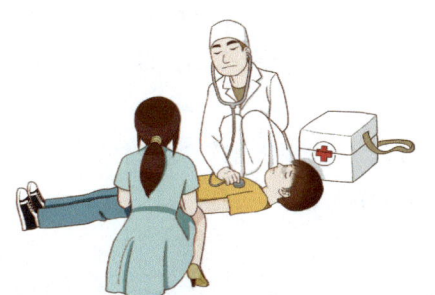

中暑急救流程

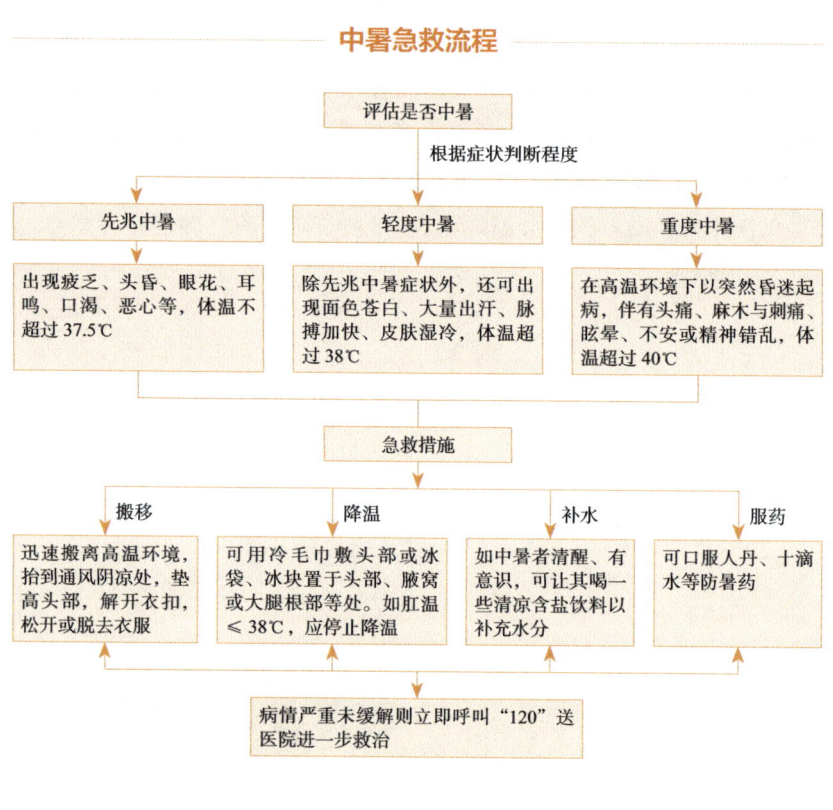

注意事项

（1）夏季，由于人体水分消耗过快，可适当多喝淡盐水进行补充，家中要备足清凉饮料。注意膳食调理，饮食应尽量清淡一些，可用冬瓜、苦瓜、莲藕、绿豆等煮汤凉饮。也可多吃西红柿、西瓜等预防中暑的水果。

（2）尽量避免上午10点到下午4点在户外活动，如外出，宜穿白色或浅色的衣服，戴草帽，带好防晒工具，避免头部直接暴晒于骄阳下。

（3）保证充分的休息和睡眠，每天中午最好有1~2小时的午睡，且应当创造一个安静良好的休息和睡眠环境。

(4)在室内工作时保持空气流通,并根据劳动和工作环境采取相应的防晒措施。

(5)夏天之前应请医师检查一次身体,及时治疗原发性和并发性疾病。平时要注意加强运动锻炼,增强体质,以减少中暑的可能性。

酒精中毒

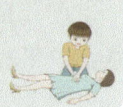

随着社会经济文化不断发展,社交活动也愈加频繁,工作和生活当中大量的应酬也随之而来。此外,现在很多人心理压力比较大或遇到不顺心的事情,更多的人选择通过大量饮酒的方式来发泄内心的苦闷。因此,在酗酒的过程中发生酒精中毒的情况也是屡见不鲜,严重者甚至会危及生命。酒精中毒是指一次性过量饮入酒精或酒类饮料,引起中枢神经系统兴奋继而抑制的状态,俗称醉酒。当我们在生活中遇到酒精中毒的时候,必须采取有效的急救措施,及时救治并且防止并发症的发生。

症 状

轻者一般表现为兴奋多语,颜面潮红,神志多为清醒,少数人会有面色苍白、头晕乏力、呕吐、易兴奋、步履蹒跚以及动作不协调的表现,极少数人表现为失眠、心悸、胸闷、烦躁不安。较严重的中毒者兴奋状态逐渐消失,可陷入昏睡或昏迷,血压下降、口唇青紫、皮肤湿冷、瞳孔散大、大小便失禁、心跳加快或呼吸缓慢伴有鼾声,甚至呼吸衰竭而死亡。

急救措施

(1) 轻度酒精中毒者可卧床休息,最好保持侧卧防止吸入性肺炎,多加观察,待其自行恢复。

(2) 保持呼吸道通畅。重度中毒者应采取平卧位,解开衣领,头偏向一侧,口于最低位。口腔内有呕吐物时,可用手指抠出,防止呕吐物阻塞气道引起窒息。如有呕吐，及时更换污染衣物，并将其擦拭干净，保持皮肤干燥整洁。如有昏迷，我们需将其下颌抬起，避免舌根后坠引发窒息。

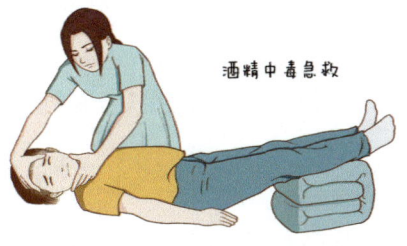
酒精中毒急救

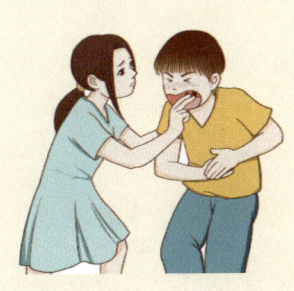

（3）催吐。清除胃肠道内残留酒精，加速排除体内酒精也是抢救成功的关键。在现场，可以通过筷子或勺把按压舌根部，刺激中毒者，从而使得中毒者能呕出胃内容物，减少酒精的吸收。另外，多喝牛奶和清淡、易消化、温热流质食物，这样可以在保护胃黏膜的同时促进排尿，加速体内酒精的排泄。

（4）注意保暖，维持正常体温。酒精中毒者在呕吐的过程中也不断丢失热量，会出现四肢冰冷。因此，尽量将中毒者安置于一个相对温暖的环境，并且加盖棉被或者厚衣物，也可使用热水袋进行局部保暖。

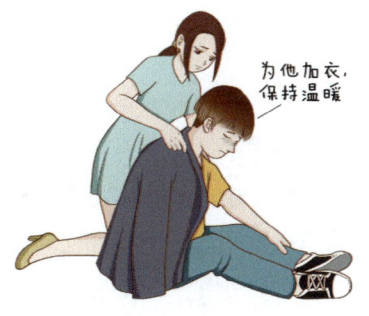
为他加衣，保持温暖

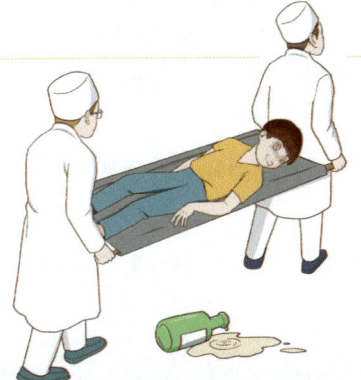

（5）严重的酒精中毒者如出现昏迷、抽搐或大小便失禁等情况，须立即拨打"120"急救电话，将其送往医院，给予进一步的对症处理措施。

酒精中毒急救流程

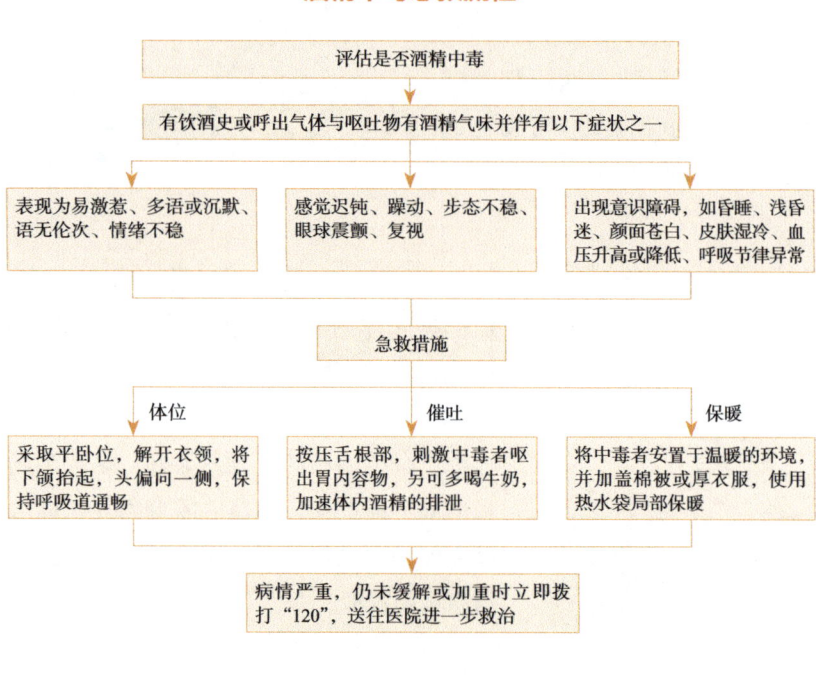

注意事项

（1）咖啡和浓茶解酒并不合适，咖啡和茶碱具有利尿作用，会加重机体失水，并且对胃黏膜具有刺激。

（2）由于酒精中毒者多伴有动作不协调，需清除现场地面和通道的障碍物，防止出现摔伤和碰伤的危险。

（3）使用热水袋保暖时，温度不宜超过 50 ℃，以防出现皮肤烫伤。

（4）饮酒后误吸较为常见，因此酒精中毒患者应保持侧卧位。

（5）家中如有儿童，需将酒类产品妥善放置，以免造成误饮导致儿童酒精中毒。

（6）酒后不宜沐浴，洗澡易引起着凉，有高血压、心血管疾病者禁忌沐浴，预防卒中的发生。

（7）树立健康意识，加强宣教，节制饮酒，避免过量和空腹饮酒。

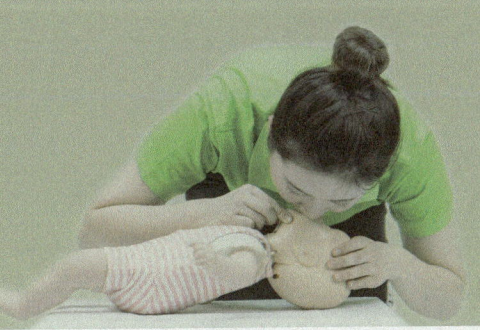

第三篇
家庭常见意外急救

头部"遇袭"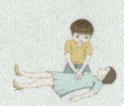

在日常生活、生产中,人们经常会遭遇到一些头部意外伤害,包括头部撞伤、摔伤等,严重者可因建筑物倒塌、暴力打击等导致头部严重受伤。不管什么形式的"遇袭",头部外伤发生后,我们应该学会判断严重程度,采取必要的急救措施,避免造成更大的伤害。

症 状

头部外伤

(1) 头皮擦伤:仅为头皮表层部分的损伤,损伤处有少量出血或血水渗出。

(2) 头皮裂伤:由于头皮血管丰富,有时出血来势很猛,不易找到出血点。

(3) 头皮包块:外伤处表皮无损伤,仅是局部出现血肿或硬块。

(4) 如头部外伤后出现昏迷,有的在受伤后即有意识丧失、神志不清,有2种情况:①昏迷时间很短,在几分钟到30分钟内清醒的多是脑震荡;②有的无昏迷但对受伤前的事件记忆丧失,医学上称为逆行性遗忘。

急救措施

1. 头皮擦伤 处理时先将伤处及周围的头发剪去,先用肥皂水,再用生理盐水(可以自行调制,以1 000 mL水加入食盐9 g烧开便成)洗净,待干,涂上红药水或紫药水,一般不用包扎,如果创面沙泥、污物较多,速到医院处理为妥。

2. **头皮裂伤** 用手指压迫出血点一侧的皮肤或压住伤口周围的皮肤，均可止血，也可用干净的布或者毛巾压迫伤口止血，然后去医院缝合伤口，并检查是否有其他的内伤。出血量较大，可以暂时用家用的围巾或者撕开的床单进行加压包扎止血，然后立即去医院。如果鼻腔、口腔、外耳道有出血的患者，切忌自行填塞这些腔道，应立即去医院就诊，由专业医务人员处理。

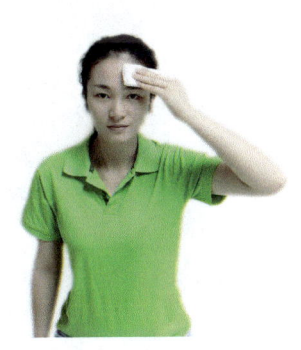

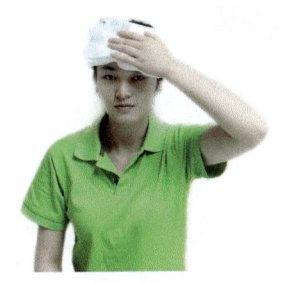

3. **头皮血肿** 发生头皮血肿时，切忌用跌打药酒涂搽血肿局部或按揉推拿，这样会使出血更厉害。可在血肿局部用冰袋外包一层毛巾敷在患处，以促使血管收缩，阻止继续出血，48小时后可以热敷促进血肿吸收。较小的血肿几天后多能吸收而愈合。

4. **头部外伤** 头部外伤后出现昏迷，让患者平卧，去掉枕头，头偏向一侧，防止呕吐时食物吸入气管而窒息。摔倒后的昏迷者，无论病情轻重、昏迷时间长短，都应立即去最近的医院就诊，进行头颅CT等检查，排除颅脑损伤的可能。

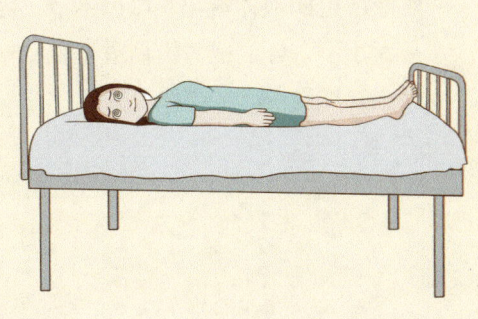

头部"遇袭"急救流程

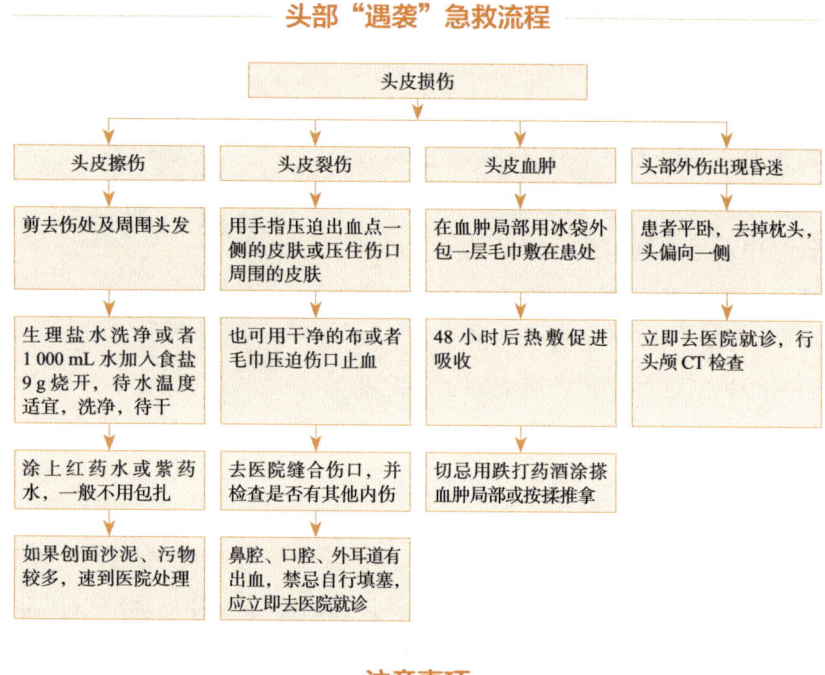

注意事项

（1）对于异物嵌入头部，切不可随便拔出。

（2）脑外伤不可随意服用止痛药、镇静药，可能会掩盖和加重病情。

（3）不可盲目搬动患者；搬动时需要多人协助，避免损伤颈椎。

（4）如果有以下状况，请拨打急救电话入院就医：耳内或鼻内有血液或透明液体流出；口齿不清；昏迷、神志混乱、头晕或嗜睡；瞳孔大小不一样、视力模糊或复视；除非呼吸道阻塞，救援人员到来和检查脊椎受伤前不要移动患者。

异物入眼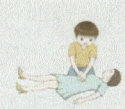

在日常生活中,像灰尘、沙子、铁屑等小碎颗粒进入眼睛是常有的事,这些"不速之客"一旦进入眼睛,会感到眼睛睁不开、疼痛、流泪等,轻者视力下降,重者造成眼睛感染、眼球损伤、出血等,甚至导致失明,给生活和家庭带来不便和恐慌。

症 状

灰尘、沙粒等异物进入眼睛时,眼睛会立即产生刺痛、流泪、眼睑痉挛等,不能够睁开眼睛。致伤的化学物质如硫酸、盐酸、硝酸、氢氧化钠、石灰、氨水等进入眼睛时,患者会突然感到眼睛又刺又痛,视力也会暂时下降,尤其与强酸、强碱接触后,可导致眼睑的烧伤、溃疡,角膜也会由于水肿、浸润、上皮剥脱,而造成角膜炎,严重的形成角膜穿孔等,烧伤还会引起虹膜睫状体炎、白内障、眼内炎,重者可因眼球萎缩而致完全失明,造成终身残疾。

急救措施

1. 正确处理方法

(1) 流泪排出:先让患者冷静地闭上眼睛休息片刻,以积蓄泪液,因为异物入眼,会反射性地流眼泪。如果不行,有一个好方法是打哈欠,也是最简单的方法,只要我们低下头,张大嘴,深吸气打出个大哈欠,眼睛自然会流泪。如果是没有控制力的儿童,就要先将孩子的双手控制住,以免其揉擦眼睛。等到眼泪夺眶而出时再慢慢睁开眼睛眨几下,多数情况下,大量的泪水会将眼内异物冲洗出来。

(2) 清水冲洗：如果泪水不能将异物冲出，可准备一盆清洁干净的水，轻轻闭上双眼，将面部浸入脸盆中，双眼在水中眨几下，这样会把眼内异物冲出。也可请人将有异物的眼睛撑开，用注射器吸满凉水或生理盐水冲洗眼睛，或用杯子、汤匙盛水或生理盐水冲洗眼睛，最后滴 1~2 滴眼药水预防感染。

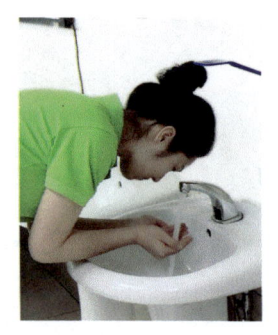

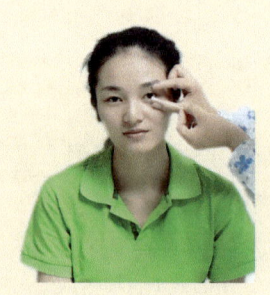

(3) 棉签粘取：如果各种冲洗法都不能把异物冲出，可请人或自己翻开眼皮，用湿棉签或湿的干净手帕，将异物轻轻粘掉。如果人在外面，没有水也没有手帕等物，必须用衣角的时候，请确保衣服是干净的，并且擦拭的动作要轻，最好配合第一点，先眨一眨眼，积蓄一些眼泪再轻轻地擦。

2. 腐蚀性物品尽快用水冲洗　　如果是石灰、硫酸等具有腐蚀性的化学物品不慎入眼时，因这些化学物质对眼睛的损害较大，因此现场需要先做一些紧急的处理：例如，生石灰入眼睛时，先用干毛巾擦掉粉尘，然后寻找最近的水源，尽快冲洗眼睛，冲洗的时候将受伤眼一侧头向下，用手指扒开眼皮后，尽快用流动的水充分冲洗眼睛，尽可能地把眼表与眼内有腐蚀性的化学物质冲洗干净，然后再尽快去医院请医师处理。

3. 眼睛的异物伤　　如发生于装饰、建筑、加工等从业人员中，异物种类不同对眼睛造成损害的严重程度千差万别。如果异物进入伤及眼球，那后果就比较严重了，不仅可使得视力受到影响，而且可导致眼球严重破坏，甚至被迫摘除眼球或使眼睛致盲等。对于这种外伤伤及眼球，需要做的是，尽快送往医院，请医师处理，争取抢救的黄金时间，将对眼睛的伤害降至最低。

异物入眼急救流程

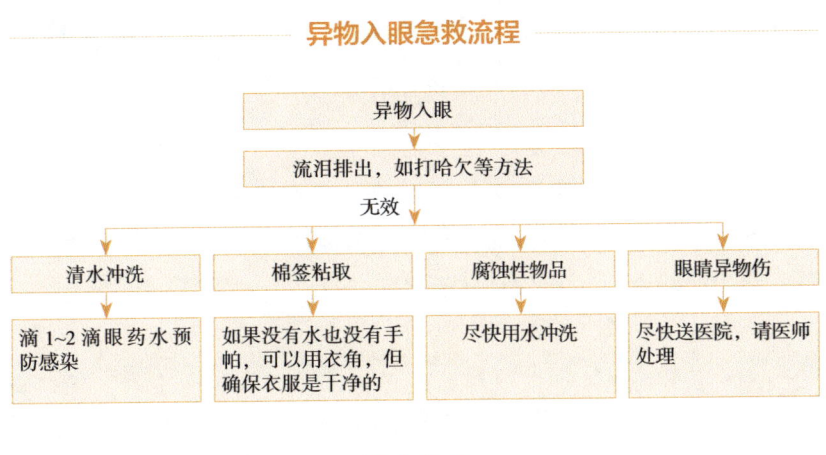

注意事项

（1）眼睛进东西后，千万不能用手去揉搓眼睛，因为很可能会把原本漂浮在眼球表面的异物揉搓到角膜上（黑眼球的表面），擦伤或嵌入角膜，从而引发感染，甚至形成角膜溃疡穿孔，造成视力障碍或者失明。

（2）千万不要用针挑或者其他不洁物擦拭、挑剔，以免损伤眼球。

（3）进行危险操作或在灰尘大的环境下作业时，要戴防护眼镜。

（4）刮大风时尽量避免正对方向，或不要把眼睛睁得太大。

（5）通常眼睛异物排出或取出后，眼睛可能仍会有异物感，这是因为异物可能损伤角膜导致上皮缺损，可用药观察，如果2~3天后仍感疼痛不适或加重、分泌物多、畏光流泪等，需及时再次就诊。

鼻出血

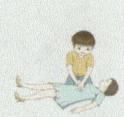

很多人的鼻子是比较容易流鼻血的，流鼻血会让人焦虑不安。因此流鼻血时一定要积极止血才行，那么鼻出血在哪些情况下会发生呢？鼻出血的止血方法又有哪些呢？

发生原因

1. 局部因素　很多人因外伤所致鼻出血，如鼻骨骨折、鼻窦骨折、前颅底骨折等。也有因鼻腔或鼻窦黏膜损伤导致出血。还有各种炎症也可引起鼻出血，如急性鼻炎、干燥性鼻炎、萎缩性鼻炎等。鼻腔肿瘤、鼻中隔偏曲、鼻腔异物等局部因素也可导致鼻出血。

2. 全身因素　心血管疾病，如高血压、动脉硬化、肺源性心脏病，引起动静脉压力增高，血管张力的改变，引起鼻出血。一些急性传染病，如流行性感冒、麻疹、伤寒等，因高热导致鼻腔黏膜高度充血、干燥，引起鼻出血。还有一些血液病、营养障碍和维生素缺乏，如白血病、再生障碍性贫血、缺乏维生素（维生素C、维生素K、维生素P、维生素B_2）均可引起鼻出血。

急救措施

遇到鼻出血时，保持镇静，避免恐惧、慌乱使得血压升高，加剧鼻出血。

（1）遇到流鼻血不要慌乱，学会简易止血方法。①指压止血法：头部应保持正常直立或稍向前倾的姿势。用手指用力将

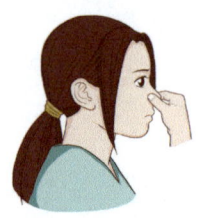

鼻翼压向鼻中隔10~15分钟；用冰袋冷敷鼻部、前额及后颈。②鼻腔填塞法：用消毒的纱条或棉花等填塞在鼻腔内。

（2）鼻出血多起病急，简易止血方法效果不佳时，表明有严重的出血或其他问题的存在，请及时到医院进行止血处理。①局部常用止血方法有指压止血、灼烧、填塞、血管结扎、血管栓塞等多种方法进行止血。对于鼻腔填塞常用于活动性出血剧烈、弥散性出血或出血部位不明确时。②根据情况鼻腔填塞止血材料，可吸收的淀粉海绵、明胶止血海绵、纤维蛋白棉；不可吸收的膨胀海绵、凡士林油纱条、碘仿纱条等进行填塞止血。③鼻腔填塞考虑前鼻孔填塞或后鼻孔填塞，凡士林油纱条是常见的填塞有效的止血方法。还可以用气囊或水囊进行压迫止血。

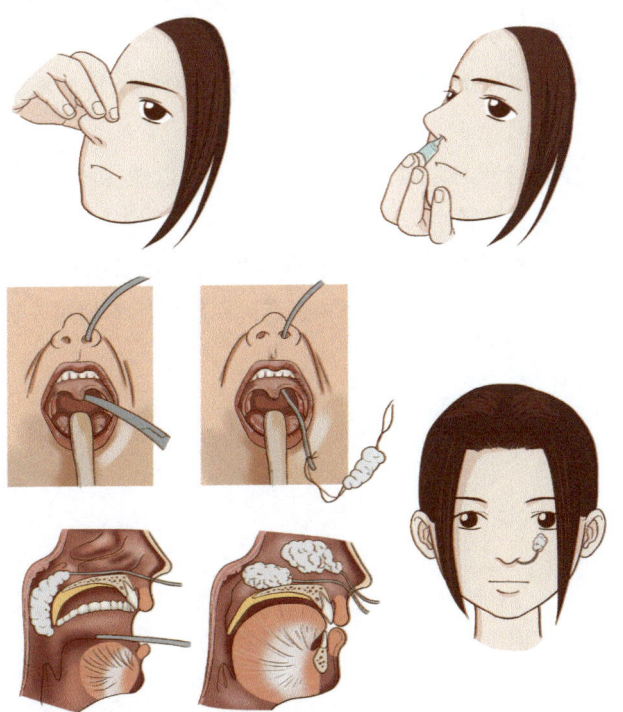

鼻出血急救流程

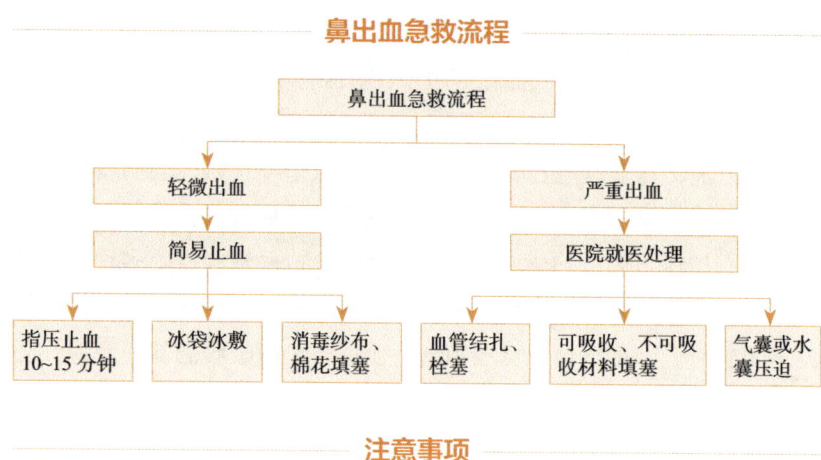

注意事项

（1）挖鼻、用力擤鼻、剧烈咳嗽或喷嚏等，可以造成鼻腔或鼻窦黏膜损伤而出血。应养成个人良好的卫生习惯，不要用手或硬物掏鼻腔，切忌用力捏鼻；保持口腔清洁，坚持每餐后温水漱口。

（2）鼻出血时不要将血液咽下，以免血液刺激胃部黏膜引起恶心、呕吐。

（3）鼻腔填塞时，避免咳嗽、喷嚏，可以做深呼吸，用舌头顶上腭，以免填塞物脱落。

（4）鼻腔填塞物取出后，根据医生的指导滴用0.5%~1%的麻黄碱滴鼻剂，每天2~3次，每次1~2滴，一般使用不超过7天。

鱼刺卡嗓

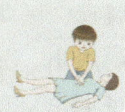

随着生活水平的提升,各种美食应接不暇,一条鱼的做法也千变万化,红烧鱼、水煮鱼、烤鱼等。但是很多人从小就不爱吃鱼,因为总是会被鱼刺卡嗓。有东西卡在嗓子里总感觉不舒适,人也会变得焦躁不安,所以一起来看看如何应对鱼刺卡嗓吧!

症 状

人们常因为进食匆忙,注意力不集中,误咽鱼刺。鱼刺常停留在食管的狭窄处,常见部位为食管入口、食管中段,极少于食管下段。卡鱼刺后做吞咽动作时,鱼刺刺激食管黏膜引起疼痛。疼痛一时无法缓解,引起紧张焦虑的情绪。

急救措施

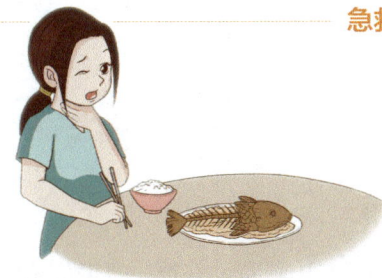

(1)立即停止进食,减少吞咽动作。如果是小孩,避免哭闹,以免鱼刺吸入更深的位置。

(2)低头弯腰,做猛咳动作,或刺激喉咙口,引起呕吐反应,鱼刺如果小且卡入不深,就容易被挤压喷出。

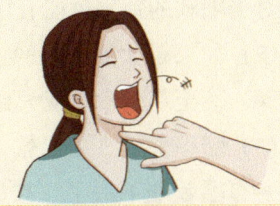

（3）对于无效者，可能考虑鱼刺卡入的位置较深，应及时到医院就诊，医师使用专业的器具，将鱼刺取出。如在间接咽喉镜下，用镊子夹出。在取刺的过程中，会出现喉部反射敏感，犯恶心难以配合，可张大嘴巴发"啊"的声音。

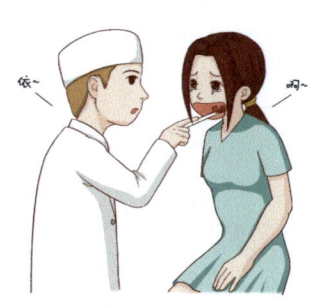

（4）对于一些鱼刺卡入的位置更深，在间接咽喉镜下无法观察到时，需做X线检查。由于鱼刺不显影，应做食管钡餐检查，了解鱼刺的大小、位置、形状。尽早行食管镜、喉镜或胃镜异物取出术。

鱼刺卡嗓急救流程

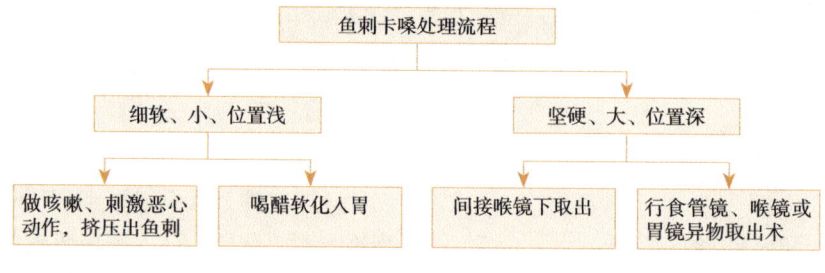

注意事项

（1）卡鱼刺时，很多人会用一些土方法硬咽。吞饭、塞馒头或喝醋。对于细软的鱼刺可能有用，可将其推入胃中。

（2）如果是大而坚硬的鱼刺，用"硬咽"的方法，会导致鱼刺越扎越深，甚至刺破食管或大血管，带来生命危险。

（3）醋呈酸性，可以软化钙质，但是需要的时间较长。所以很多人喝一口醋就咽下去了，与鱼刺接触时间过短，达不到效果。紧急时可以含在嘴巴里，赶紧到医院处理。

（4）间接喉镜下取鱼刺时，很多人会不由自主往里缩，这时可以用一块干净的纱布包住舌头，轻轻下压往外拉，喉咙就会重新暴露出来。

指切伤

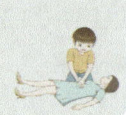

由于手指切伤在日常生活中较为常见，且伤口比较大，血管被切破，血止不住，很多人就会不知所措，有时会由于自己操作不当，造成更严重的后果。根据手指切伤的程度不同，应急处理的方式也有所区别。

急救措施

1. 单纯的切伤 伤口 < 0.5 cm 且不深。如果出血较少且伤势不严重，可在清洗之后，以创可贴覆于伤口。不宜在伤口上涂抹红药水或止血粉之类的药物，只要保持伤口干净即可。若出血不止，应先止住流血，然后急送医院。止血方法：可采用压迫止血法，直接用手压住伤口，用干净纱布或其他布类物品直接按在出血区，能有效止血。压迫止血后，可用凉开水或者清水冲洗伤口，有条件的用棉签对伤口进行消毒处理，最后用止血贴或纱布、绷带等进行包扎，小伤口一般若干天后就能痊愈。

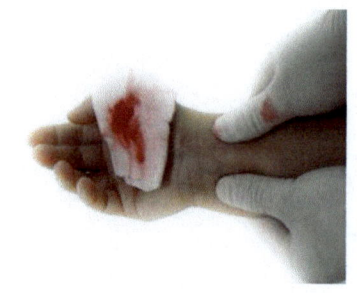

2. 伤口超过 1 cm 且较深 这种状况一般出血较多，需要到正规医院进行缝合处理才能有效止血并有助于伤口愈合。在到达医院前，同样要采取压迫止血法，用手压住伤口，可用干净纱布或是其他布类物品直接按在出血区，或用手指压在出血动脉近心端（手指根部）邻

近位置上，以阻断血液来源。如果伤到手指情况严重，需要到医院处理，千万不可先在伤口上涂抹紫药水之类的药物，这样会影响医师正确判断伤情。一定不要用一些煤灰、烟灰、消炎粉、中药粉等外敷伤口，这些粉剂不一定是无菌的，反而容易造成伤口的感染。切忌用卫生纸直接覆盖伤口，伤口出血使卫生纸融成纸浆，糊在伤口内，给伤口的清理带来困难。

3. 削掉手指肉　削掉手指肉若缺损在 1 cm 以内，除做好以上止血处理外，然后把被切掉的组织一起带到医院，进行缝合处理，一般愈合良好。若为 ≤5 mm 的伤口，可以先用碘伏消毒创面然后使用创可贴贴上，待下次换药时可先用消毒液打湿伤口再更换创可贴。若缺损 >1 cm，可做植皮或者做皮瓣手术，手术成熟且精细，预后效果好。

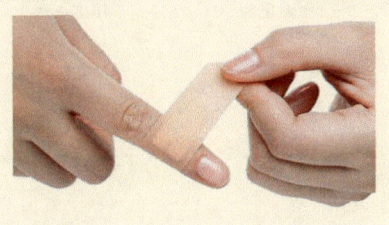

4. 手指切断的处理，肢体离断　断指发生一般是家庭切割伤最严重的情况。正确的方法是用小木板或纸板等临时做一固定，不但能保护血管神经，还可止痛。创口止血，用清洁的敷料压在创口上进行加压包扎。或用手指压住受伤手指根部掌侧两边，然后请家人帮忙尽快找到离断端的指体进行保存，再送往医院。断下来的手指的保存原则为干燥冷藏，禁止泡在水里。简单冲洗一下后用清洁的纱布包起来，放进防水的密封袋（如保鲜袋）里。最好胶袋边上放置冰块降温保存，但是一定不要让冰块直接接触断指。

抗感染

保持伤口清洁并且迅速做好各种药物敏感试验，包括青霉素、破伤风等过敏试验，肌注破伤风人免疫球蛋白。破伤风一般多是黏着泥土的和有破伤风杆菌的锐器所伤，伤口较深，没有氧气，易致感染的，一般预防针在24小时内注射较好，不过如不放心可随时注射也能起到预防作用。

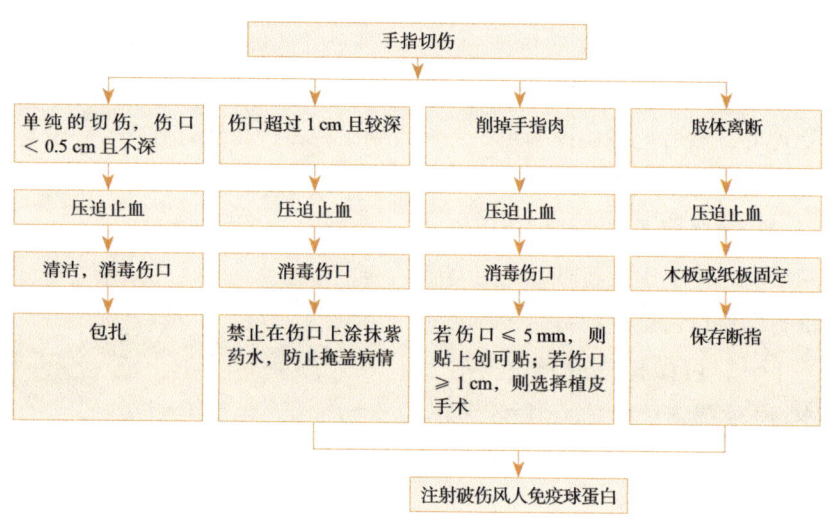

手指切伤急救流程

注意事项

（1）注意伤口恢复期间，在饮食上，一些较为辛辣刺激的食物最好就是暂时戒口，烟酒也最好少接触，否则不利于病情的恢复。

（2）做了清创以后，要给予按时换药，应用抗生素抗炎治疗，注意休息，慢慢就会好的。

（3）纱布粘在伤口部位是不能随便去掉的，建议在医师的指导下将周围的纱布剪掉，然后每天给予碘伏外用消毒治疗。

（4）等待伤口自然愈合结痂后再给予清除，避免伤口进水，必要时要联合相应的抗生素对症治疗。

指甲挫伤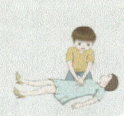

用重物砸门，或者用刀或其他锋利的物体切伤手指，都会导致指甲挫伤。指甲挫伤多由外伤重物砸压、碾压引起，在家庭中十分常见。

症　状

患者常出现足趾肿胀、剧烈疼痛、甲下青紫，因疼痛而影响睡眠，严重影响日常生活，若不及时处理，容易出现趾甲脱落、甲下积血化脓、脓性趾头炎等症状。

急救措施

1. **止血**　用干净的布直接施压，或用拇指和示指按压住患指下端的血管。

2. **清洁和保护伤口**　如果指甲被撕破，用无菌剪刀剪下粗糙的边缘，以防止进一步伤害。先用肥皂和温水清洗伤口和撕裂的指甲区域，再涂抹抗生素软膏和用绷带包扎伤口。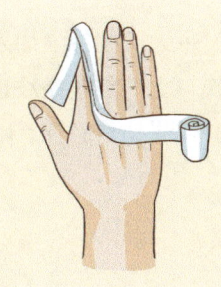

3. **治疗症状**　第一天每 2 小时敷 20 分钟冰，之后每天敷 3~4 次。为了减少悸动，保持你的手或脚在你心脏的上方。按照指示服用处方止痛药。也可以使用布洛芬或萘普生来减轻疼痛和肿胀。醋氨酚有助于止痛，但不会消肿。这些止痛药不用处方就可以买到。如果有心脏病、高血压、肾病，或者过去有胃溃疡或内出血，请遵医嘱用药。不要超过瓶子上或医师推荐的数量。按照医师的建议来护理伤口。当伤口发红、疼痛或肿胀增加脓（黄色或白色液体）从伤口排出时，及时到医院就诊。

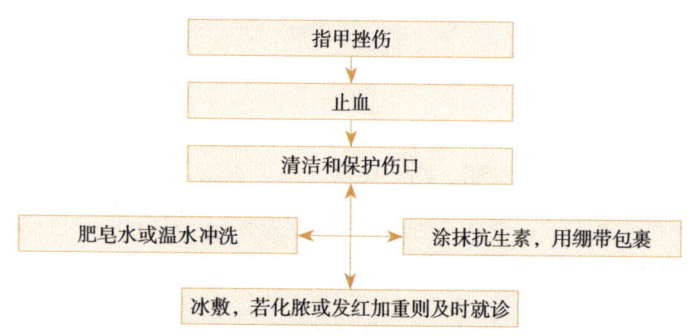

指甲挫伤急救流程

注意事项

（1）继续使用冰块和非处方药物止痛。疼痛和肿胀应该在1周内消除。

（2）每天换绷带。如果感染的迹象出现如指甲周围的脓液、发红、发热或伤口上的红色条纹请及时就诊。

（3）如果伤口较深，则建议到医院注射破伤风抗毒素，以防感染。

木刺伤

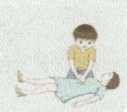

在日常生活中,木制品处处可见,尤其是在野外郊游时,更易被细小的木刺刺破皮肤。虽然只是小小的木刺,可依旧会对生命健康造成威胁。特别是,伤口较深、污染严重的木刺,一方面很难将木刺拔出,另一方面木刺上的细菌,如破伤风杆菌,也会危及生命健康。因此,木刺伤不容小觑,正确的处理很重要。

急救措施

1. 取出木刺

(1) 伤口较浅时,用手指紧紧地抓住木刺,慢慢地取出,即使痛也要取。生活中,手指被木刺、竹篾或针刺扎伤时,要注意有无木刺残留在伤口里。因为木刺等残留物可能使伤口化脓,或使破伤风细菌侵入繁殖和感染,所以必须取出异物,消除隐患。

(2) 伤口较深时,可以借用镊子或者针挑出。镊子或者针都可以用酒精消毒后轻轻地摊开伤口,取出完整的木刺。如若实在取不出,可前往医院借助高频超声影像取出木刺异物。高频超声能清晰、准确显示软组织竹木刺异物的回声、位置、数目、形态、大小,异物周围组织炎症反应,与周围神经、血管的关系,对异物进行定位,协助临床医师快速、准确取出异物。

2. 挤出淤血

挤出伤口处的淤血,伤口处的淤血如果积留很可能导致化脓感染,所以务必要将淤血挤出。挤出淤血后用清水冲洗。用流动的清水对伤口及伤口周边进行认真的冲洗,冲掉残留的淤血。

3. 清创伤口

用乙醇或安尔碘擦洗进行消毒。进行冲洗后,用乙醇或者安尔碘对伤口进行消毒。消毒完需用纱布对伤口进行包扎，防止细菌的入侵。如果伤口红肿，可以用冰块或者冰水进行降温消肿。

4. 抗感染　刺入过深的木刺或被带泥土的刺刺入即使取出了刺，也需要到医院注射破伤风人免疫球蛋白，防止感染。

木刺伤急救流程

木刺伤
↓
取出木刺
↓
伤口浅：用手拔出　　伤口深：借助镊子或超声影像
↓
挤出淤血，用乙醇或安尔碘消毒伤口，然后进行包扎
↓
做好以上伤口处理措施后，要及时前往指定医院注射破伤风人免疫球蛋白

注意事项

需要就医的情况如下。

（1）扎的刺比较大，或者嵌入皮肤比较深。

（2）刺伤流血不止。

（3）被带泥土的刺刺入。

（4）刺位于关节处，如手肘或膝盖，或刺入眼部及眼周。

（5）如果局部红肿长时间不退，且越来越厉害，并有疼痛、灼热等情况，说明伤口已有感染，需要到医院进一步诊治。

扭 伤

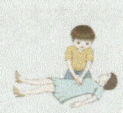

扭伤是指四肢关节或躯体部位的软组织（如肌肉、肌腱、韧带等）损伤，而无骨折、脱臼、皮肉破损等。日常生活中，难免发生扭伤，无论是爬山、跑步，还是跳绳，出现扭伤的情况都比较常见，扭伤以后具体可以采取静养、冷热敷的方法进行，扭伤以后关节会伴随着肿胀和阵阵的刺痛感，及时有效的处理是快速解决这种情况的关键，本节会介绍扭伤的病因、症状以及急救处理和注意事项。

病　因

扭伤多由剧烈运动或负重持重时姿势不当，或不慎跌扑、牵拉和过度扭转等造成。皮肤肿胀、淤血、擦伤，扭伤肌肉疼痛并无法运动到位，关节活动不利或不能。

（1）内因：活动技术掌握不好、协调性差，关节周围肌肉力量小、生理结构不佳、疲劳产生体力差。

（2）外因：活动准备不够、场地滑、器材使用不当、动作速度快。

症状和表现

临床主要表现为损伤部位疼痛、肿胀和关节活动受限，多发于腰、踝、膝、肩、腕、肘、髋等部位。

症状：人发冷、多汗、脸色白或红、头痛、晕、虚、筋疲力尽。

急救措施

1. 保护　保护受伤部位，应该在第一时间停止运动，保护受伤肢体。

2. 休息 关节扭伤之后,最好不要再运动关节了,要让受伤的关节部位得到静养,减少受伤关节的活动量才能让它在受伤状态下不会承受太大的负担。

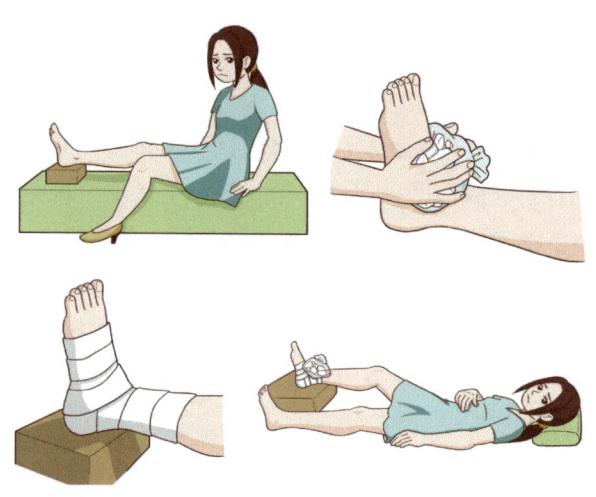

3. 冷敷 尽快对受伤的局部进行冷敷,冷敷可以促进血管的收缩,使出血的症状得到减轻,对于新陈代谢产生物能起到阻止减少的作用。冷敷能够缓解对神经末梢的刺激和压迫,同时能够消肿,冰敷的时间应持续15分钟左右,每2小时敷一次,直至肿胀消除。

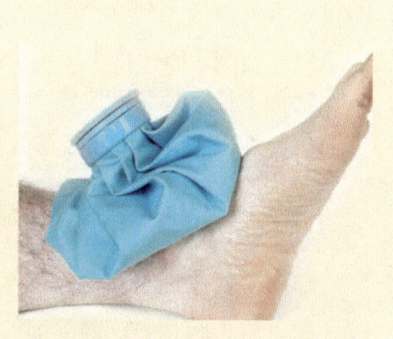

4. 压迫 冰敷时用力按压疼痛部位5~10分钟后拿开片刻,再压敷上去,免得伤者太过疼痛,这样不断持续保持30分钟。这样做以减少局部充血、水肿,能减少第二天皮肤的肿胀程度。

5. **抬高** 将受伤的手或者脚抬高，以方便促进静脉回流，促进局部血液循环，缓解受伤部位肿胀症状。

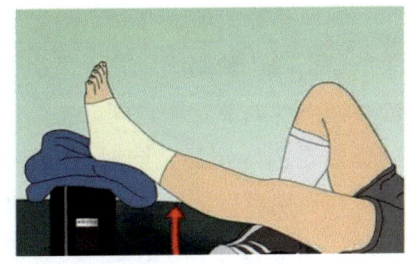

扭伤的处理流程

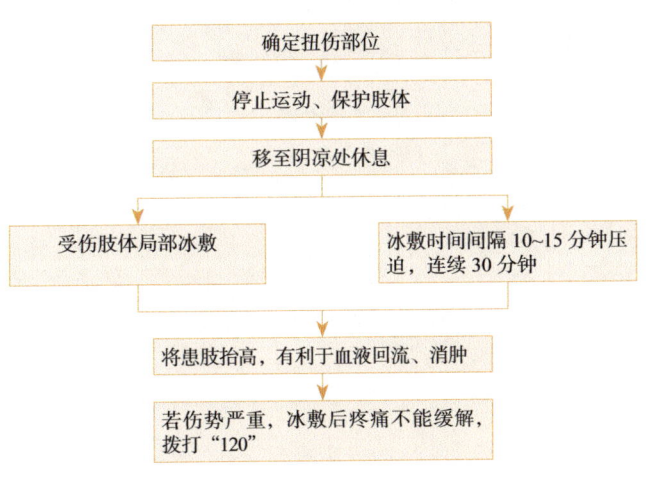

确定扭伤部位
↓
停止运动、保护肢体
↓
移至阴凉处休息
↓
受伤肢体局部冰敷 — 冰敷时间间隔10~15分钟压迫，连续30分钟
↓
将患肢抬高，有利于血液回流、消肿
↓
若伤势严重，冰敷后疼痛不能缓解，拨打"120"

注意事项

1. **扭伤了脚别忙脱鞋** 扭伤脚踝时，先别急着拖鞋，勉强脱下会让受伤部位更加疼痛，况且，穿鞋有压力，相当于按压的作用，可以预防肿块的形成。

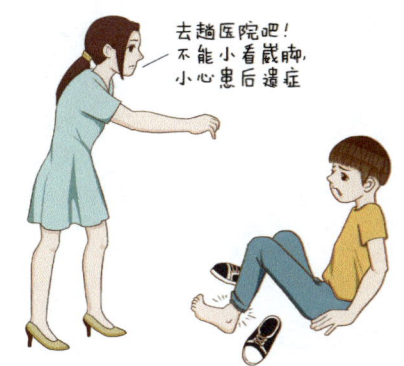

2. 扭伤膝关节应当做好固定　膝关节扭伤时，采用固定整个大小腿并能够调整膝关节弯曲角度的支具，它的优点是固定牢靠，同时拆卸容易，而且在后期可以根据康复的进度调整角度。固定的时间一般是 4~6 周，时间太短，组织还没有完全修复；而时间太长则容易导致关节粘连，影响长期的关节功能。

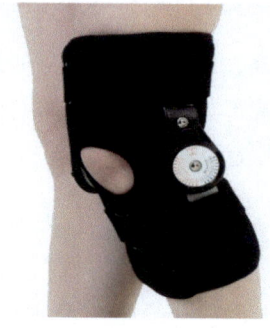

跌 倒

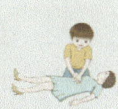

跌倒是指一种突然意外的倒地现象。跌倒可发生于任何年龄，但老年人更多见，女性高于男性（1.5∶1）~（2∶1），是因为老年女性活动少、肌力差、平衡受损、认识能力受损等因素比老年男性严重所致。

跌倒危险因素

1. **高血压** 高血压容易引起脑出血等心脑血管疾病，血压骤然升高会引起眩晕，从而会导致跌倒。

2. **心绞痛** 心绞痛心前区会有压迫感、绞痛感，往往因为心绞痛发作找个支点支撑，支撑物不稳定时会发生跌倒。

跌倒的症状

如果臀部着地，往往会发生髋部股骨颈骨折。这时，老人感觉局部疼痛。有的老人痛觉不敏感，所以可站起来行走，但出现跛行。

如果向前扑倒，可能会发生股骨骨干、髌骨及上肢前臂骨折，局部疼痛，明显肿胀，甚至会出现创口。如果有颅内损伤，可当场出现神志变化、剧烈呕吐、耳鼻出血，有的虽然当时清醒，但过一段时间后，会出现剧烈头痛、呕吐、抽搐、昏迷。

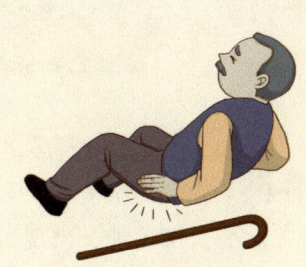

急救措施

(1) 如果跌得较重，不要挪动身体，要先看看哪个地方痛。

(2) 如果腰后部疼痛，怀疑腰椎骨折了，应在腰部垫上枕头，避免脊柱屈曲压迫脊髓。

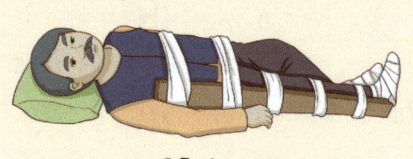

大腿骨折临时固定

(3) 如果怀疑股骨颈骨折了，应该用木板固定其骨折部位。其他部位骨折，可用2块木板夹住骨折部位，上、中、下三个位置用绷带固定。

(4) 有创口的伤员，应该用清洁布料把创口包好，再用夹板固定。

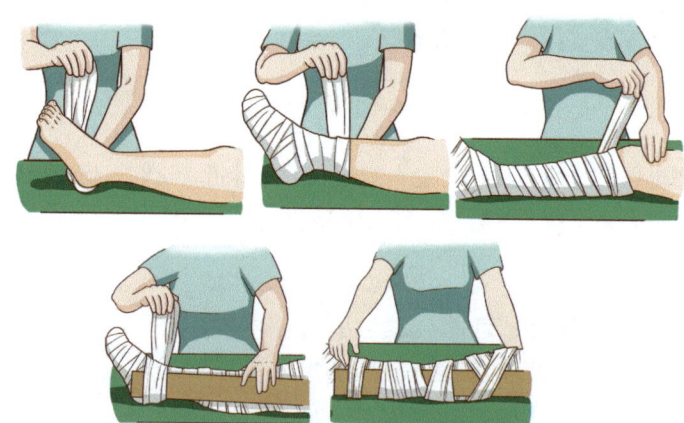

(5) 头颅损伤、耳鼻出血的伤员，不要用纱布、棉花去堵塞耳鼻，否则会导致颅内压增高，引起继发感染。

(6) 头部着地，出现头痛、呕吐等症状，有可能是颅内出血，应立即送往医院。

跌倒急救流程

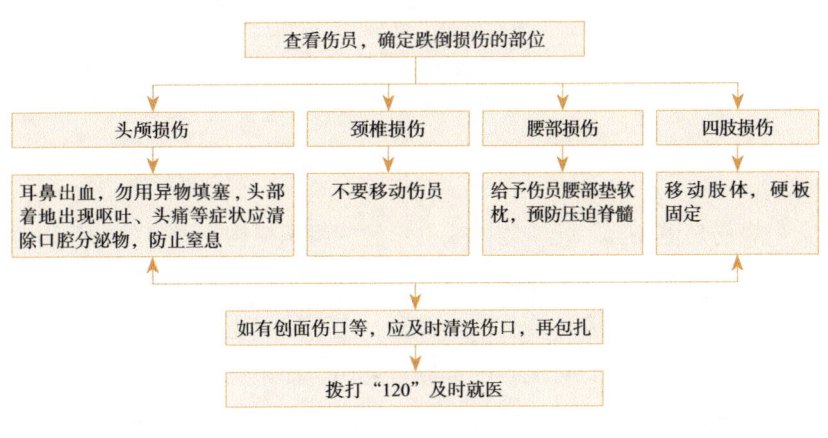

注意事项

(1) 如果伤员不慎跌倒，应尽量以肩膀着地，保护头、颈等脆弱部位，或者紧抓固定物体，如门框、床架等。

(2) 如果向后仰倒，要迅速内收下巴，以免头部受到重伤。

(3) 跌倒后，要保持镇定，感到疼痛或受伤时不要随意移动，可大声呼救或者猛拍地面、墙壁，以引人注意，寻求帮助。

(4) 家属或陪护者发现老人跌倒，不要盲目将老人扶起，应根据情况判断。

烧 伤

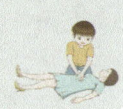

烧伤是由高温、化学物质或电引起的组织损伤。大多数人都认为高温是引起烧伤的唯一原因，然而，某些化学物质和电流也能引起灼伤。皮肤常常只是身体烧伤的一部分，皮下组织也可能被烧伤，甚至没有皮肤烧伤时，也可能有内部器官烧伤。如果烧伤患者在第一时间采取正确的急救措施，入院后加以适当的治疗和护理，就能大大减轻患者的痛苦，提高生存率，促进患者尽早康复。

症 状

烧伤的严重程度取决于受伤组织的范围和深度，烧伤深度可分为Ⅰ度、Ⅱ度和Ⅲ度。

1. **Ⅰ度烧伤损伤最轻** 烧伤皮肤发红、疼痛、明显触痛、有渗出或水肿。轻压受伤部位时，局部变白，但没有水疱。

2. **Ⅱ度烧伤损伤较深** 皮肤水疱。水疱底部呈红色或白色，充满了清澈、黏稠的液体。触痛敏感，压迫时变白。

3. **Ⅲ度烧伤损伤最深** 烧伤表面可以发白、变软或者呈黑色、炭化皮革状。由于被烧皮肤变得苍白，在白皮肤人中常被误认为正常皮肤，但压迫时不再变色。破坏的红细胞可使烧伤局部皮肤呈鲜红色，偶尔有水疱，烧伤区的毛发很容易拔出，感觉减退。Ⅲ度烧伤区域一般没有痛觉，因为皮肤的神经末梢被破坏。

烧伤后常常要经过几天，才能区分深Ⅱ度与Ⅲ度烧伤。

急救措施

（1）尽快脱去着火或沸液浸渍的衣服，特别是化纤衣服，以免着火衣服或衣服上的热液继续作用，使创面加大加深。

（2）用水将火浇灭，或跳入附近水池、河沟内。

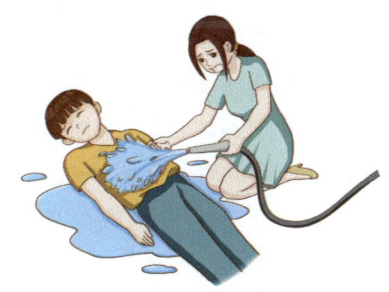

（3）迅速卧倒后，慢慢在地上滚动，压灭火焰。伤员衣服着火时不要站立、奔跑、呼叫，以防增加头面部烧伤或吸入性损伤。

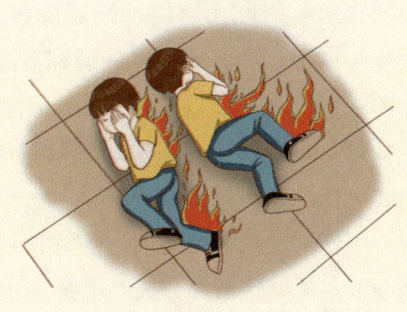

（4）迅速离开密闭和通风不良的现场，以免发生吸入性损伤和窒息。

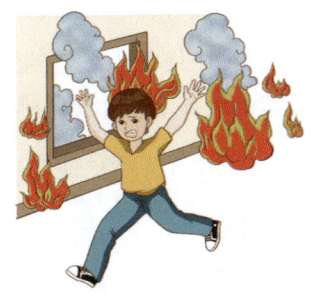

（5）用身边不易燃的材料，如毯子、大衣、棉被等迅速覆盖着火处，使与空气隔绝而灭火。

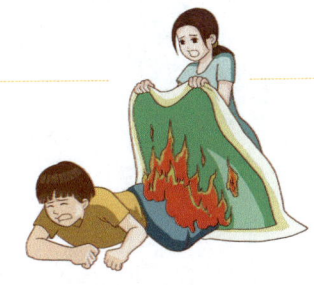

(6)冷疗。热力烧伤后及时冷疗能阻止热力继续作用而使创面加深,并可减轻疼痛,减少渗出和水肿。因此,如有条件,热力烧伤灭火宜尽早进行冷疗,越早效果越好。方法是将烧伤创面在自来水下淋洗或浸入清洁冷水中(水温以伤员能耐受为准,一般为15~20 ℃,夏天可在水中加冰块),或用清洁冷(冰)水浸湿的毛巾,纱垫等敷于创面。冷疗的时间无明确限制,一般掌握到冷疗停止后不再有剧痛为止,多需0.5~1.0小时或更长,冷疗一般适用于中小面积烧伤,特别是四肢的烧伤。

(7)酸碱烧伤的严重程度除酸碱的性质和浓度外,其多与接触时间有关,因此无论何种酸碱烧伤,均应该立即用大量清洁水冲洗30分钟以上,一方面可以冲淡和清除残留的酸碱,另一方面可作为冷疗的一种方式,可以减轻疼痛。注意开始用水量即应够大,迅速将残余酸碱从创面冲尽。头面部酸碱烧伤时,应首先注意眼,尤其是角膜有无烧伤,并优先予以冲洗。

(8)电烧伤急救时,应立即切断电源,拉开电闸或用不导电的物品(木棒或竹器等)拨开电源,并扑灭着火衣服。在未切断电源以前,急救者切记不要接触伤员,以免自身触电。灭火后,如发现伤员呼吸心跳停止,应在现场立即行体外心脏按压和口对口人工呼吸抢救,待心跳和呼吸恢复后,及时转送最近医院进行进一步处理;或在继续进行心肺复苏的同时,将伤员迅速转送到最近的医疗单位进行处理。

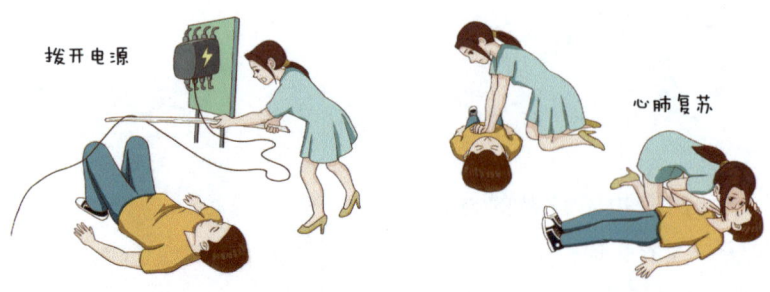

烧伤的急救流程

1. 局部烧伤患者的处理流程

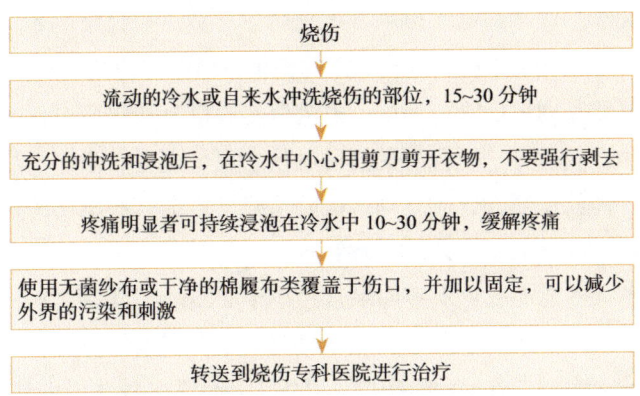

2. 全身大面积烧伤的急救流程

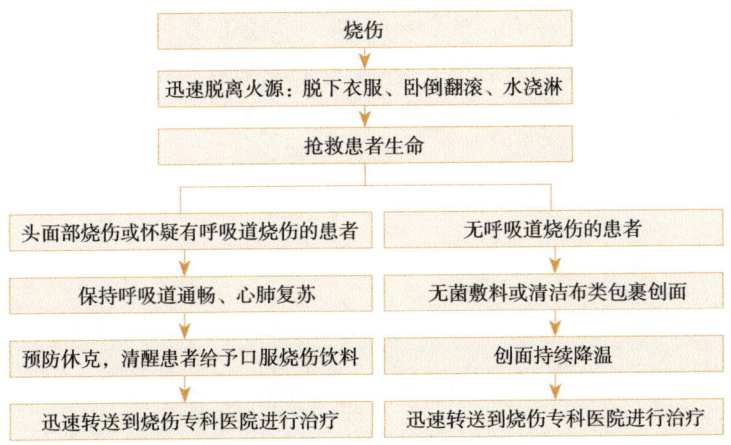

注意事项

1. **烧伤后立刻冰敷** 高温会伤害皮肤，低温也会造成伤害。烧伤后，受损的皮肤已经失去表皮的保护，不可以直接冰敷，以免冻伤。

要立刻以缓和、流动的冷水冲 30 分钟，或冲到不痛为止。

2. 烧伤后立刻涂抹药膏　　涂抹药膏会让热能包覆在皮肤上继续伤害皮肤。立刻冲水降温，才是正确的处理方式。

3. 被家用非高压电电到不会造成伤害　　被一般的家用非高压电电到可能不会出现烧灼伤，造成严重的伤害，但电流若流经心、肺、脑、肾等重要器官则很危险。例如，电流流经心脏易造成心律不齐、心跳停止或死亡。还有，不管遭受何种电伤，只要患者有意识不清，即使只有几秒钟就恢复，皆应立刻送医院治疗。因为有些电伤的症状会延迟发生，一旦发生往往会让人措手不及。

4. 水疱不能弄破　　水疱如果直径小于 2 cm，可无须弄破；若水疱直径大于 2 cm，或其位置在关节等活动频繁处及易摩擦处，为避免不小心弄破水疱，造成更大的伤口，可用无菌针头、棉花棒将其刺破后，吸干组织液，再用安尔碘消毒，盖上纱布。要注意不要移除水疱上的表皮，以作为保护层。

5. 酱油、咖啡等会让瘢痕颜色变深　　瘢痕的颜色深浅，与紫外线照射后造成的色素沉着有很大关系。伤口愈合后 3~6 个月内，应注意防晒。外出前，擦上防晒用品，或穿上长衣裤皆可避免或减少色素沉着的情形。

烫 伤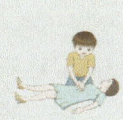

烫伤是我们日常生活中遇见的比较多的意外伤害事故。由热力所引起的组织损伤统称为烫伤，如火焰、热液、热蒸汽、热金属等。特别是儿童烫伤极为常见。

症 状

1. *轻度烫伤* 倒开水时，没拿稳杯子，水不小心碰到了手上，这个时候皮肤上并没有起水疱，只是有点红而且有疼痛的感觉，就是最轻的烫伤，一般会自然愈合。

2. *中度烫伤* 中度烫伤比轻度严重一点的就是皮肤表面有水疱形成，而且疼痛感比较明显，烫伤范围也比轻度的要大，最好是去医院治疗。

3. *重度烫伤* 这也是最严重的烫伤，这种烫伤之后，人体的皮肤一般会变成红褐色或者灰色，严重的是直接变成黑色，而且这种烫伤基本上会使得人的皮肤、肌肉和神经都受到损伤，所以在烫伤之后，人们是没有任何疼痛的感觉。

急救措施

（1）冲：烫伤后应立即用自来水冲（用自来水冲烫伤部位时，要坚持15分钟以上）。冲的时候不要把水龙头直接对准烫伤部位，最好冲在伤口一侧，让水流到烫伤处，以防止自来水

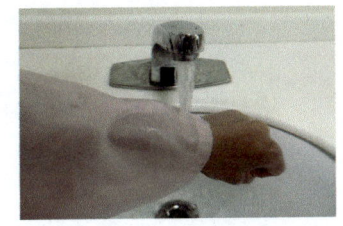

的压力过大，对烫伤处造成二次伤害，或把烫伤部位浸入洁净的冷水中。烫伤后越早用冷水浸泡，效果越佳；水温越低效果越好，但不能低于 -6 ℃。冷水浸泡时间一般应持续 30 分钟以上。这样经及时散热可减轻疼痛或烫伤程度。

（2）脱：边冲边用轻柔的动作脱掉烫伤者的衣服，如果衣服粘住皮肉，不能强扯，可以在流动水下用剪刀剪开。

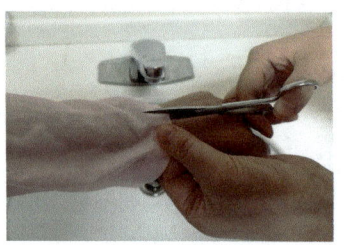

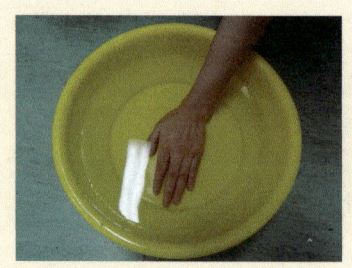

（3）泡：在冷水中连续浸泡 30 分钟除尽余热，夏季时也可在水中加冰块降温，注意不要用冰块直接接触皮肤，防止冻伤。

（4）盖：如烫伤创面过大、过深，可选择消毒敷料、光滑无毛边的布类，或经高温熨烫过的干净床单，覆盖伤口后抓紧时间送医院处理。

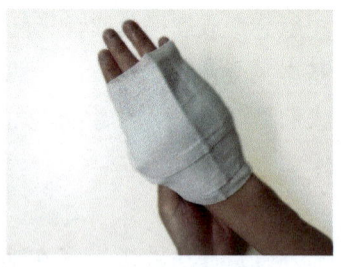

（5）抓紧时间送到具有烫伤救治能力的医院接受正规处理。

烫伤急救流程

```
        ┌─────────────────────────────────────────────────┐
        │                     烫伤                        │
        └─────────────────────────────────────────────────┘
                              ↓
        ┌─────────────────────────────────────────────────┐
        │  冲：自来水冲洗烫伤的部位，15~30 分钟            │
        └─────────────────────────────────────────────────┘
                              ↓
        ┌─────────────────────────────────────────────────┐
        │  脱：充分的冲洗和浸泡后，在冷水中小心用剪刀剪开衣物，不要强行剥去衣物  │
        └─────────────────────────────────────────────────┘
                              ↓
        ┌─────────────────────────────────────────────────┐
        │  泡：冷水中连续浸泡 30 分钟除尽余热              │
        └─────────────────────────────────────────────────┘
                              ↓
        ┌─────────────────────────────────────────────────┐
        │  盖：烫伤创面过大、过深，可选择消毒敷料、光滑无毛边的布类，覆盖伤口  │
        └─────────────────────────────────────────────────┘
                              ↓
        ┌─────────────────────────────────────────────────┐
        │     送到具有烫伤救治能力的医院接受正规处理       │
        └─────────────────────────────────────────────────┘
```

注意事项

(1) 当烫伤发生时，不要胡乱扯下衣服，这样会使烫伤的表皮产生的摩擦加重对烫伤皮肤的损害，甚至会将烫伤的表皮拉脱。

(2) 在烫伤部位涂抹牙膏这样非但没有什么治疗作用，可能还会引起感染，其凝结粘连伤口会增加医师处理创面的难度，也可能因为颜色渗入组织而影响医师判断创面的深浅程度，耽误治疗。

(3) 烫伤的水疱如果直径小于 2 cm 可不需弄破，若水疱直径大于 2 cm，或水疱位置在关节等活动频繁处及易摩擦处，应避免不小心弄破水疱，造成更大的伤口。

(4) 小儿皮肤娇嫩，抵抗力差，没有自我保护能力，一旦烫伤后容易出现烫伤面积大、程度深的情况，易留瘢痕，尤其会给孩子的心理留下阴影，因此，家长们要做好防范，谨防孩子被烫伤。

炸 伤

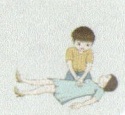

在日常生活中，尤其是春节期间，经常会存在被鞭炮炸伤的情况，因为炸伤程度的不同，对人的损害、危险程度也会不同，如不根据炸伤程度对伤处进行及时有效的处理，就会影响伤口愈合，继而影响伤者日后的工作和生活。因此，有必要了解被炸伤后的应急与处理措施，防止损伤进一步加重。

症 状

常见的症状有面部、手指的外伤、出血，另外有眼球炸伤等。此外，可能出现烧烫伤的表现，如伤口处出现红肿或者小水疱。

急救措施

（1）出血。如果是轻微出血，首先要冲洗，可以用流动的清水冲洗伤口，洗去污物；然后进行消毒，用蘸了碘伏的棉签从伤口中心向外一圈一圈地消毒。如果出血量较大，首先应该用干净的毛巾、医用棉或者纱布，实在没有可以用卫生巾，紧紧包裹伤口。若依旧流血不

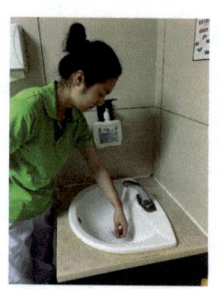
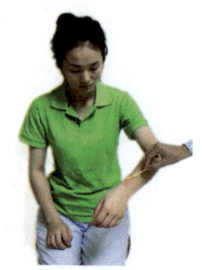

止，应用橡皮筋或布条紧紧扎住出血部位靠近心脏的一端，然后抬高患肢，在做了上述处理后，紧急就医。

（2）如果伤口仅是小面积的红肿或是出现小水疱，可按照以下方式急救。冲：把伤口放在流动的水下冲洗30分钟左右；脱：一边冲水，一边用手轻轻去除伤口上的衣物，如果无法用手去除，可以用剪刀剪开衣物；泡：然后用冷水浸泡烧烫伤的部位10~30分钟；盖：擦干水后，涂抹烧伤膏。然后，用纱布覆盖伤口，绷带扎紧固定。

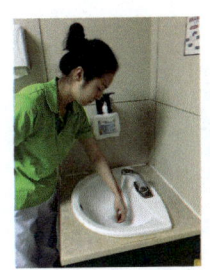 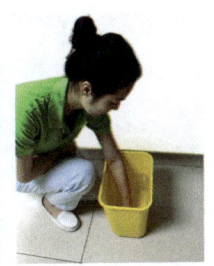 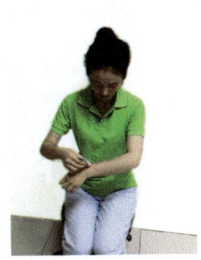 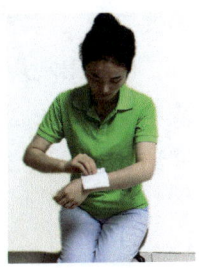

（3）如果是炸伤眼睛，应该立即让伤者躺下，用纸杯等无加压的物品遮盖双眼，即便只伤到一只眼睛，另一只健康的眼睛也需要覆盖，避免健眼活动带动伤眼。尽快就医，首选眼科医院或者有眼科急诊的综合医院。

炸伤急救流程

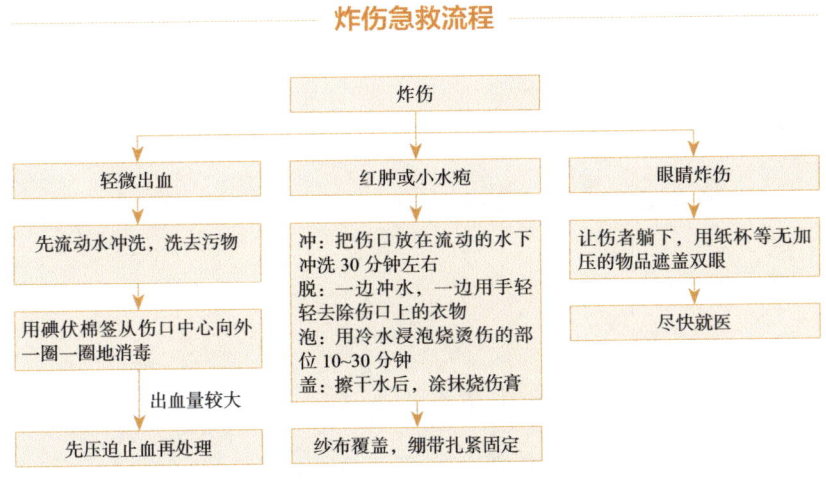

注意事项

（1）轻微出血时，无须包扎，伤口不要沾水，尽量暴露在干燥的环境中；出血量较大时不要用清水清洗伤口；每隔 15 分钟要松一松止血的布条，以防局部缺血坏死；不要用纸巾捂住伤口，不利于医师处理伤口；如果出现断肢等情况，不能直接接触冰块，尽快就医，尽量在 6~8 小时内进行再植手术。

（2）出现眼球炸伤时，不要用清水清洗伤口，伤眼不用涂抹药膏，不要接触、揉搓眼球，尽可能防止眼球破裂，保护剩余眼球。

（3）出现烧烫伤。若是伤口局部成灰色或红褐色，甚至变黑发焦或者烧烫伤的面积比较大，请立即就医。另外，不可在伤口上涂抹醋、酱油、牙膏、肥皂、草灰等，会不利于后续的治疗。

蛇咬伤

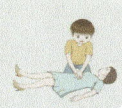

夏秋是郊游、户外活动的好季节，但也是蛇出没的高峰期。特别是在雷雨季节或洪水过后，经过蛇类栖息的草丛、竹林、溪畔或其他比较阴暗潮湿处时，要格外小心。一旦在野外游玩时不慎被蛇咬伤后该如何处理呢？

伤情判断

要了解被毒蛇咬伤的主要症状，首先要知道毒蛇的蛇毒有三种类型。

1. *血循毒损伤* 局部症状重，表现为伤口灼痛、局部肿胀并扩散，伤口周围有紫斑、淤斑、起水疱、有浆状血从伤口渗出，皮肤或者皮下组织坏死；全身中毒时，症状有胸闷、心悸、气促、发热、烦躁、昏迷及全身广泛性出血。

2. *神经毒损伤* 局部仅有麻痒感或麻木感。不红、不肿、无疼痛。咬伤后1~3小时开始出现全身中毒、嗜睡、四肢无力、视物模糊、眼睑下垂、声音嘶哑、张口及吞咽困难、共济失调等，重症有瘫痪、昏迷、休克和呼吸麻痹等。

3. *混合毒损伤* 同时出现神经毒、血循毒的表现。

急救方法

1. *保持镇静，原地不动* 被蛇咬伤后，一定要镇静，切不可心慌急躁，应马上坐下来或卧位。伤肢尽量低于心脏位置，不要乱动，因为活动会促进毒液扩散，加重中毒。更不可呼喊人，因为呼喊会加快血液循环，使自己中毒更深，加快蛇毒的毒发，如果旁边有人，救护措施要由旁边的人进行，若只有自己，第一时间打"120"急救电话。

2.学会区分无毒或有毒　被蛇咬伤后，首先应判断是否为毒蛇咬伤。通常观察蛇头三角，尾巴骤然变细是有毒蛇，伤口可见有两个较大较深的牙痕，可判断为毒蛇咬伤。若无牙痕，并在20分钟内没有局部疼痛、肿胀、麻木无力等症状，则为无毒蛇咬伤。如果有伤口只需要对伤口清洗、止血、包扎，到医院注射破伤风针即可。

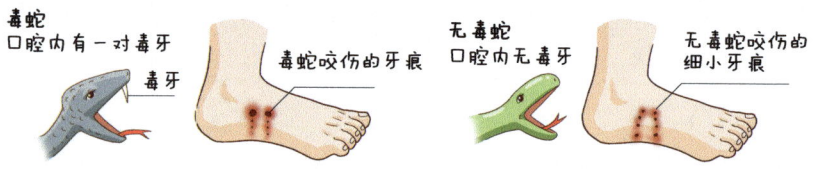

3.立即进行伤口上方结扎　被蛇咬伤后，一定要在最短的时间内，在靠近心端肢体伤口的上方大约10 cm的地方用身边可用的东西（如毛巾、鞋带、皮带、领带等）结扎，系牢，不能过紧，松紧度以能伸进一根手指为宜，每20~30分钟松开一次，松一两分钟，对于患者自行捆绑的结扎方法，应立即松绑，以免引起肢体坏死。

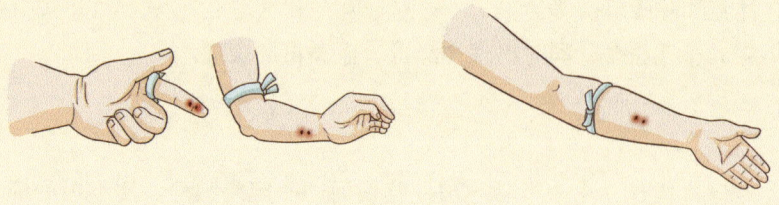

4. 伤口冲洗 被蛇咬伤后，一定要先结扎再冲洗。可就地立即用凉开水、泉水、肥皂水或1∶5 000高锰酸钾溶液彻底冲洗伤口及周围皮肤，减少伤口外表的毒液，如果携带消毒水用消毒水，如果没有就用肥皂水，没有肥皂水，那就清水冲洗，没有清水，自己的尿液也可以，要多次反复冲洗伤口的四周皮肤，这样可以把毒液稀释破坏一些，但不要用乙醇进行清洗，因为达不到消毒效果，甚至起到相反的作用。

5. 迅速排出毒液 排毒一定要在结扎之后进行，如果伤口内有毒牙残留，应迅速用小刀或其他尖锐物挑出，使用前最好用火烧一下以消毒。以牙痕为中心做"十"字切开，深至皮下，然后用手从肢体的近心端向伤口方向及伤口周围反复挤压，促使毒液从切开的伤口排出体外，边挤压边用清水冲洗伤口。切记不要用嘴巴吸毒液，防止施救者中毒。

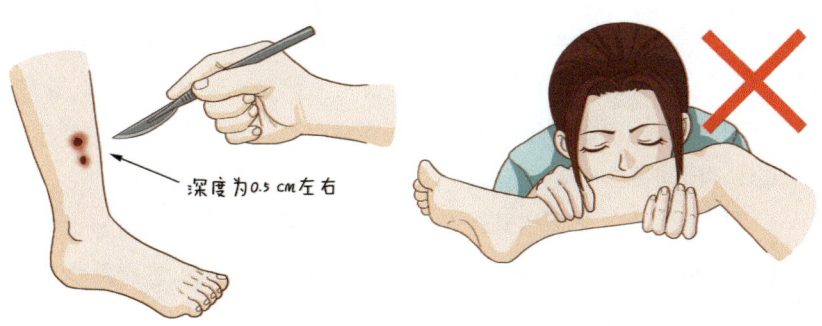

6. 尽快送医院治疗 被蛇咬伤后，在进行简单急救处理后，一定要到专业的蛇毒治疗医院，注射抗毒血清，不要乱投医（一般的医院是没有抗毒血清的），以免耽误了治疗的时间。

蛇咬伤急救流程

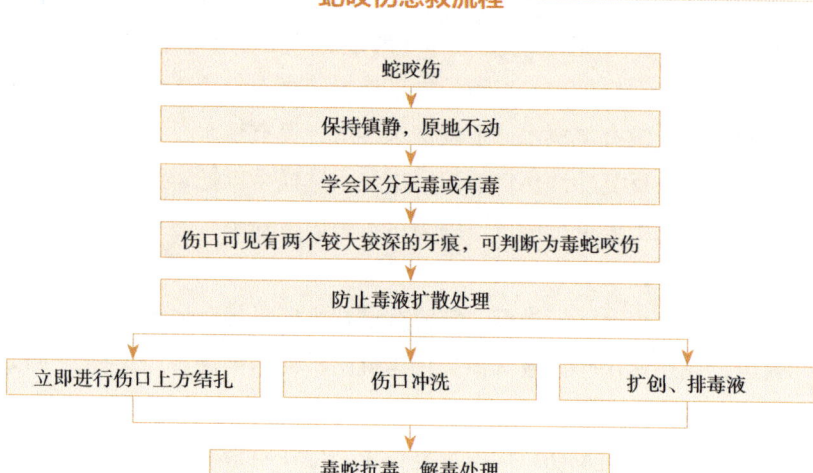

注意事项

（1）参加户外活动时，应尽量选择高帮鞋，尽量避免穿凉鞋。穿越丛林时，最好能戴顶帽子、扣紧衣领尤为重要。

（2）在毒蛇出没的地方劳动时，要穿鞋及长袖衣裤，夜行要带照明工具，田间劳作时要穿雨鞋，同时要穿长袖长裤，戴手套。

（3）尽量避免在草丛里行走或休息，如果迫不得已，最好拿竹棍在草丛里敲打几下。不幸被蛇追赶时，千万不要下坡，逃跑路线尽量保持"S"形。

（4）一旦被蛇咬伤，不可紧张乱跑。

（5）不可饮用酒、浓茶、咖啡等兴奋性饮料。

（6）不要以为用手可以把伤口的污血挤干净。实际上深入皮肉的毒液不但挤不出来，反而会因挤压而扩散得更快。

犬咬伤

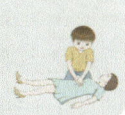

随着经济社会不断发展，不少家庭都喜欢养狗，毛茸茸的小狗成了人们的好玩伴。平时家养狗是很温驯的，但在喂养小狗、与小狗嬉戏时不经意中就会被狗咬伤或抓伤，狂犬病毒就会随着狗的唾液由伤口进入人体。狂犬病潜伏期短的只有几天甚至几个月，长的可潜伏数年，一旦发病，几乎难免一死。因此，必须做好现场急救，一旦被狗咬了一定要及时进行处理。

症 状

伤口会出现红肿、疼痛的现象，严重的可引起淋巴管炎、淋巴结炎或蜂窝组织炎。在狂犬病的早期，患者多有低热、头痛倦怠、全身不适、恶心、烦躁失眠、恐惧不安等症状，患者对声音、光线或风之类的刺激变得异常敏感，稍受刺激立即感觉咽喉部发紧。在愈合的伤口周围及其神经支配区也有麻木、痒痛以及蚁走的异样感觉，2~3天后，病情进入兴奋期，患者高度兴奋，表现为极度恐怖表情，恐水是多数狂躁症、狂犬病患者特有的症状。

急救措施

（1）及时深度清洗。用20%的肥皂水反复清洗伤口，深度清洗、擦拭伤口，时间起码要20~30分钟，把含有病毒的狗狗唾液、血水冲洗干净。

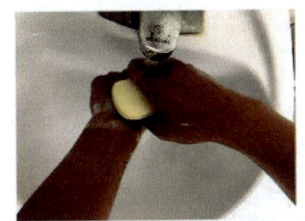

(2) 被狗咬伤得如果很严重,在清洗消毒的过程中血流不止,一定在清洗消毒伤口之后用衣服、毛巾之类紧紧勒住伤处止血,如果有止血带最好。

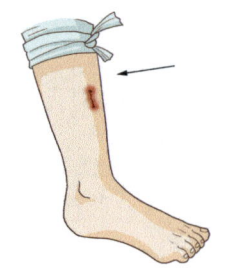

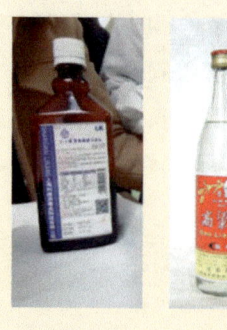
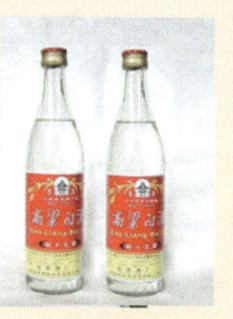

(3) 及时做好消毒处理措施。冲洗完后马上用50°~70°的白酒或安尔碘擦拭伤口内外,局部消毒。

(4) 做好以上伤口处理措施后,要及时前往指定医院接受狂犬疫苗的注射,最好是在24小时之内,当然是越快越好,但是最晚不要超过48小时。通常是在28天到1个月之内接受5针狂犬疫苗,要坚持注射完5针,全程接种疫苗(0、3、7、14、30天共5针)。

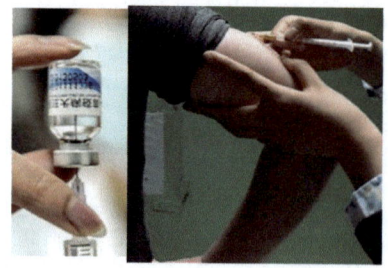

犬咬伤急救流程

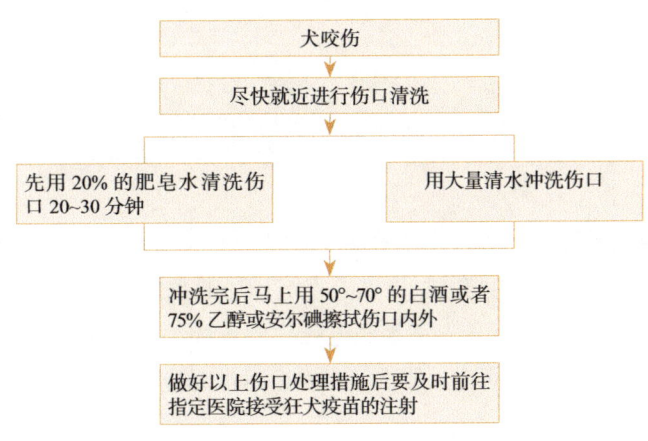

注意事项

（1）一般家庭最好不要养狗，发现病狗要严格处理，特别是患狂犬病的病狗。狗虽然是人们看家护院的朋友，但是被狗咬伤后应及时救治。

（2）将伤人的动物隔离，立即带到动物医院诊断，并向动物防疫部门报告。

（3）接种狂犬病毒疫苗需在暴露之后立即到相关的防疫中心接种，因为这是预防狂犬病的重要措施之一，在进行破伤风抗毒素时要注意药品的生产批号和有效期，由于疫苗接种后可能会出现局部或全身的不良反应，并且这些情况会随着接种次数的增加，可能会出现低热、注射部位红肿、疼痛等不良反应，这种现象在临床上一般不做特殊处理，可慢慢缓解或者消失，但如果患者在接种后出现荨麻疹或神经性皮下水肿等严重不良反应时要引起高度的注意，并及时到医院就诊，对症处理。在注射疫苗期间，应注意不要饮酒、不要喝浓茶、咖啡等刺激性饮料；不吃如辣椒、葱、大蒜等刺激性的食物；同时要避免剧烈运动、过度疲劳或受凉，防止感冒。

触　电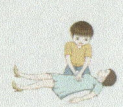

随着科学的进步，"电"在人们的生活中越来越重要。然而它也能给我们带来致命的伤害。根据国家统计局的数据，我国每年非正常死亡人数超过 320 万人，每年触电死亡的人数约有 8 000 人，那么每天就有 20 多人触电而亡。那么，当发生触电时应该如何做呢？

症　状

1. 轻型　精神紧张、面色苍白、触电处疼痛、呼吸心跳加速、头晕、惊吓、敏感的人可发生休克，倒在地上，但很快恢复。

2. 重型　触电后即出现心跳呼吸的变化。呼吸初时浅快、心跳快、心律不齐、肌肉抽搐、昏迷、血压下降。如不及时脱离电源，很快呼吸不规则以至停止，心律紊乱至心室颤动，数分钟后心脏停搏而死亡。

急救措施

迅速脱离电源。使触电者迅速脱离电源，这是触电急救的第一步。

1. 对于低压触电事故，可采取以下方法使触电者脱离电源

（1）如果触电地点附近有电源开关或插销，可立即拉掉开关或拔出插销，切断电源。

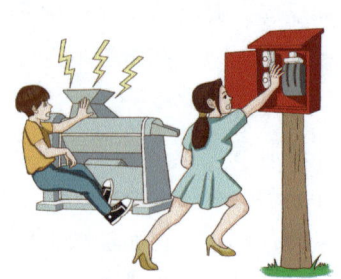

(2) 如果找不到电源开关或距离太远，可用有绝缘把的钳子或用木柄斧子断开电源线；或用木板等绝缘物插入触电者身下，以隔断流经人体的电流。

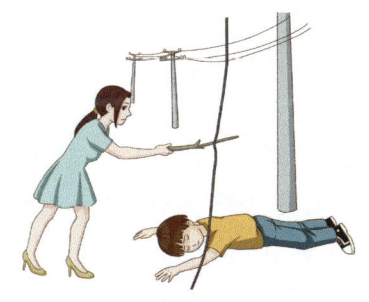

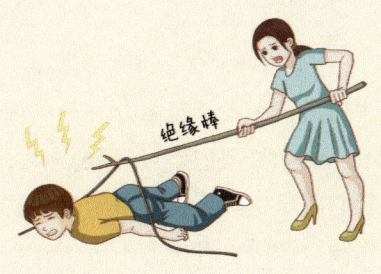

(3) 当电线搭落在触电者身上或被压在身下时，可用干燥的衣服、手套、绳索、木板、木桥等绝缘物作为工具，拉开触电者或挑开电线使触电者脱离电源。

(4) 如果触电者的衣服是干燥的，又没有紧缠在身上，可以用一只手抓住他的衣服脱离电源，但因触电者身体带电，其鞋的绝缘可能遭到破坏，救护人员不得接触带电者的皮肤和鞋。

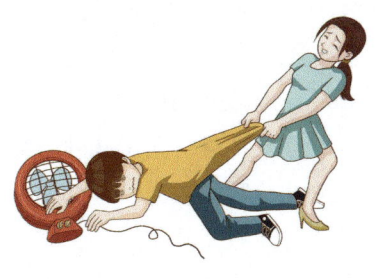

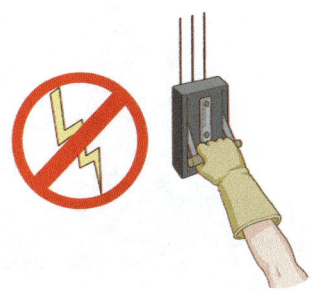

2. 对于高压触电者，可采用下列方法使其脱离电源

(1) 立即通知有关部门停电。

(2) 戴上绝缘手套，穿上绝缘鞋，用相应电压等级的绝缘工具拉开开关。

（3）抛掷裸金属线使线路接地，迫使保护装置动作、断开电源。注意抛掷金属线时先将金属线的一端可靠接地，然后抛掷另一端，注意抛掷的一端不可触及触电者和其他人。

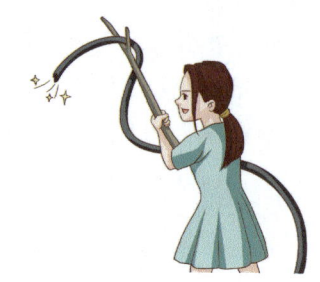

（4）救援者应短时间内（10秒以内）诊断触电者神志是否清醒、是否有呼吸和心跳。①如果触电者神志清醒，呼吸心跳尚存，但感到头昏乏力、四肢麻木、恶心呕吐，应将其就近移至通风、干燥的地方，使其仰卧安静休息，不要走动，以减轻心脏负担。应有人密切观察其呼吸和脉搏变化，天气寒冷时要注意保暖。②触电者神志不清，有心跳，但呼吸停止或呼吸很微弱，应立即进行人工呼吸。如不及时进行人工呼吸，心脏会因缺氧很快停止跳动。人工呼吸法可按下述口诀："清口捏鼻手抬颌，深呼缓吹口对紧。张口困难吹鼻孔，五秒一次不放松。"频率是每分钟约12次。③触电者神志不清，有呼吸，但心跳停止，应立即进行人工胸外心脏的按压。④触电者心跳停止，同时呼吸也停止或呼吸微弱，应立即进行心肺复苏抢救。⑤如果心跳、呼吸均停止并伴有其他伤害时，应先进行心肺复苏，然后再处理外伤。

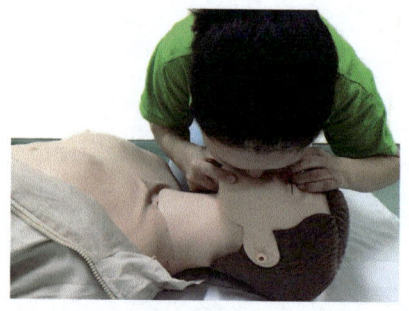
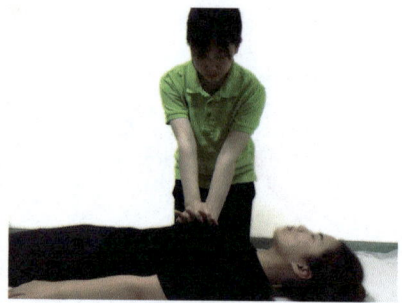

触电急救流程

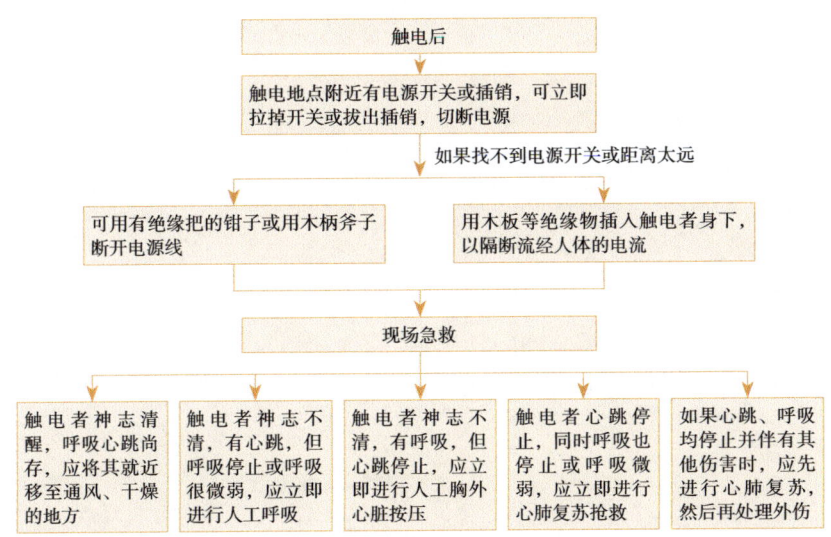

注意事项

(1) 在确认电源已完全切断之前切勿盲目施救,以免造成救护者不必要的伤亡。

(2) 如果触电者的衣服是干燥的,并且不贴身,可以用一只手抓住衣领,拉离电源。但千万不能碰摸触电者的皮肤和鞋子。

(3) 高压触电的现场救护非常危险,在确定电源已被完全切断之前,任何人都必须远离高压电缆 18 m 以上。